U0324822

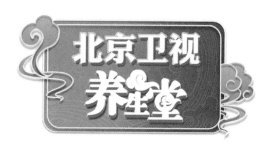

教你
降四高

北京电视台《养生堂》栏目组 / 著

江苏凤凰科学技术出版社·南京

图书在版编目（CIP）数据

养生堂教你降四高 / 北京电视台《养生堂》栏目组
著 . — 南京 : 江苏凤凰科学技术出版社，2018.2（2021.9 重印）
ISBN 978-7-5537-8819-7

Ⅰ . ①养… Ⅱ . ①北… Ⅲ . ①高血压 – 防治②高血脂
病 – 防治③高血糖病 – 防治④痛风 – 防治 Ⅳ .
① R544.1 ② R589 ③ R587.1

中国版本图书馆 CIP 数据核字（2017）第 311392 号

养生堂教你降四高

著　　者	北京电视台《养生堂》栏目组	
责 任 编 辑	樊　明　倪　敏	
责 任 校 对	仲　敏	
责 任 监 制	方　晨	

出 版 发 行	江苏凤凰科学技术出版社
出版社地址	南京市湖南路 1 号 A 楼，邮编：210009
出版社网址	http://www.pspress.cn
印　　刷	天津旭丰源印刷有限公司

开　　本	718 mm × 1 000 mm　1/16
印　　张	14.5
插　　页	2
字　　数	200 000
版　　次	2018 年 2 月第 1 版
印　　次	2021 年 9 月第 3 次印刷

标 准 书 号	ISBN 978-7-5537-8819-7
定　　价	39.50 元

序言

《养生堂》与您一生同行

北京卫视《养生堂》栏目自 2009 年 1 月 1 日开播以来，便深受广大观众的喜爱，也正是他们每天下午 17：25 在电视机前的忠实守候，给了栏目组一路砥砺前行的信心和勇气。经过 9 年的风雨洗礼，如今我们可以骄傲地宣称：《养生堂》已经成为中国最大的健康养生普及课堂之一。它影响着、引领着、改变着亿万中国人的健康观念与生活方式，为推进"健康中国"的国家战略发挥了积极作用。

9 年来，《养生堂》始终将"献给亲人的爱"作为栏目的核心宗旨：不仅要为观众带去健康常识，更要像对待亲人一样，帮助观众树立健康的生活理念，传递积极、乐观的人生态度。也正是这种家人般的情感共鸣，让《养生堂》不同于其他养生节目，能够在理性的医学分析中，渗透进满满的爱与正能量。

2015 年 9 月 18 日，《养生堂》录制了一期"关注阿尔茨海默病"的特别节目。开场时，主持人悦悦特意将姥姥留下的戒指戴在了自己手上——她的姥姥就是因为阿尔茨海默病去世的。而那一期嘉宾，来自北京中医药大学的国家级名老中医田金洲教授，因为母亲也是逝于阿尔茨海默病，而将毕生精力投入到相关领域的研究中。正是我们节目组成员以及医疗专家所一直秉

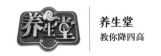
持的同理心，让《养生堂》成为一个有温度、有情怀的节目。

当然，只有温度和情怀是不够的。《养生堂》一直将权威性、科学性、普及性和公益性作为节目的四大立足点。

权威性是《养生堂》栏目的品质保障。在医疗专家的准入机制上，《养生堂》将健康类节目规定的专家标准不断提高，主讲嘉宾从三甲医院副主任医师，一路提升到科室主任和学科带头人。9年来，《养生堂》共邀请了全国权威医疗专家上千人，重磅推出的"院士、院长、中华医学会主任委员、国医大师和国家级名老中医"系列节目都受到了极大关注。

科学性是《养生堂》栏目的生命基础。养生类节目关乎生命健康，为此，我们坚持与权威医院合作，追踪最新的科研成果，介绍最前沿的医疗技术和手段。我们常年紧密合作的医院涵盖协和医院、北京医院、中日友好医院、阜外医院、安贞医院、北京大学第一医院、解放军总医院、北京中医医院、中国中医科学院附属医院等多家三甲医院，它们既为栏目提供了专业而稳定的专家资源，也保障了节目内容的科学性。在这个基础上，栏目组依旧坚持深入采访，多方求证，力求得出最可信的结论。我们坚信：赤诚的医者仁心，唯有严谨的科学精神可以承载。

普及性是《养生堂》栏目的制作标准。我们把"听得懂、学得会、用得上"作为节目制作的"九字宝典"。每一期选题我们都要考虑观众的普遍需求，和主讲专家反复沟通内容，在呈现方式上最大限度地融合专家讲解、病例分析、科学实证、动画演示、道具展示以及体验互动等手段，试图将深奥的医学知识"翻译"成观众一看、一听就懂的电视语言。这一制作过程复杂而艰辛，但一想到观众观看节目时豁然开朗、有所收获的表情，我们便甘之如饴。

公益性是《养生堂》栏目的天然使命。我们积极与国家卫计委、北京市卫计委合作，结合疾病防治日陆续推出了"爱眼日、爱耳日、防治高血压日、防治肥胖日、防治结核病日、护士节"等特别节目。同时，我们每期的主讲嘉宾都是"零片酬"出镜，他们把《养生堂》当成公益讲座，和我们共同维护着《养生堂》的公信力和美誉度。

付出总有回报，坚守创造奇迹。随着名气和口碑的不断提高，《养生堂》栏目的观众群体也日益壮大，仅是2015年一年就拥有7亿次的累计收看人次。《养生堂》官方微博、微信每天收到的留言也有数千条。不少观众表示：早已将看《养生堂》当作每天的"健康功课"，各种节目笔记已经记了数十本。这些热心观众的反馈对《养生堂》栏目组而言，既是莫大的鼓励，也是沉甸甸的责任。

时至今日，我们发现，仅仅将《养生堂》视频节目做好已远远不够。为方便广大观众朋友更便捷、系统、深入地学习《养生堂》节目中的养生知识，我们依据社会热点和观众焦点，将3000多期的《养生堂》节目去粗取精，重新优化，并组织权威专家整理编写成书。

这套《养生堂》书系涵盖视频节目里的所有优质内容，包括：顺时养生、大病防治、心理健康以及营养、保健、运动等相关知识。这本《养生堂教你降四高》讲的正是广大观众、读者最为关心的问题：高血压如何防治？高血脂如何纠正？糖尿病如何控制？高尿酸血症如何摆脱？只有逐一解决了这些问题，我们才能真正做到轻松降"四高"，让健康常驻。

我们渴望将最权威的养生知识以最通俗易懂的方式带到读者身边，因为《养生堂》传递的不只是健康知识，更是人文关怀。我们希望可以通过《养生堂》节目和这套书，陪您一起穿越人生风雨，在健康的道路上安稳地走下去。

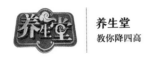

目录

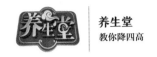
第四章 **高血压：你不可不知的四个常识**

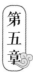

第五章 降压靠吃药？你的方法落伍了！

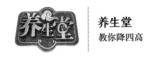

第
六
章

"控压"先"控嘴", 如此饮食才健康!

第七章

血脂攻防战：能攻也要能守！

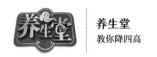

第八章 "四高"来袭，你有这个问题吗？

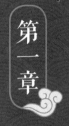

第一章

"降糖"先"知糖"：
你了解糖尿病吗？

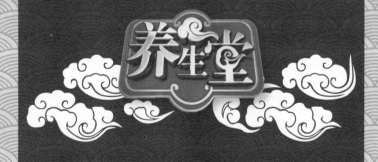

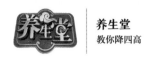

脾虚是糖尿病的
罪魁祸首之一

为什么肥胖人群这么容易得糖尿病？在肥胖与糖尿病之间，有一个"红娘"——脾虚。肥胖人群如果脾虚，在真正患上糖尿病之前会经历脾瘅阶段，相当于现代医学中的糖尿病前期。在这个阶段，如果针对脾虚和内热进行辨证调理，就可能从糖尿病前期逆转回健康状态。但如果此阶段病情未能得到有效控制，继续发展下去，就会耗损肝肾阴液，发展为糖尿病，对人体损害极大。

健康候诊室

儿童也会得糖尿病？

悦悦："余主任好！以前我们老说糖尿病这种病是中老年人病，可是现在实际的发病年龄越来越年轻化了，很多人刚 20 岁出头就患上了糖尿病，甚至有的小朋友也会得糖尿病。"

余秋平："的确如此。我们早在 13 年前就对北京市 19000 多名的在校中小学生做过调查，结果发现确诊糖尿病的人数占到 5.3% 左右，糖尿病空腹血糖受损的占 13.7% 左右，二者加起来大概就是 19%。现在的青少年中患有糖尿病的，只会比以前更多。"

悦悦："这个比例不算低了！讲到小患者，我特别想问问，您接诊过的患者中，比较小的是多少岁？"

余秋平："岁数小的患者确实不在少数，最小的才9岁。我印象比较深的是一个14岁的孩子。当时他本来是陪奶奶来看病的，但我每次看见他时，他都在不停地喝冰凉的甜饮料，面色红扑扑的，虽然他才14岁，但体重已经有90kg了。我怀疑他已经处于糖尿病前期了，所以就叮嘱家长带他去检测一下空腹血糖。结果，一检查就发现他的血糖已经高得离谱了，空腹血糖已经超过9.0mmol/L，餐后血糖则在14.0~16.0mmol/L波动。"

悦悦："这个血糖值确实很吓人了，如果真的确诊为糖尿病，他之后的七八十年可能都要跟糖尿病做斗争了。"

余秋平："像这个孩子的情况其实属于糖尿病的前期状态，如果家长能高度重视，让他均衡饮食，适当锻炼身体，完全有逆转的机会。"

悦悦："我们注意到这个孩子体重很重，90kg，而我们也知道，肥胖正是糖尿病发病的高危因素之一。体形肥胖者，不妨对照下面的表格评估一下自己的身体状况。"

糖尿病前期主要症状

面色	红润、油多
饮食	喜欢甜食、肉食
食欲	吃得多、容易饿
冷热	怕热不怕冷
出汗	容易出汗
小便	偏黄
大便	便黏或便秘
精神	困倦乏力

余秋平："是的，糖尿病前期的判断需要结合多项特征，如果你的症状

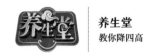

基本符合上面糖尿病前期的症状，则应及时就医，检测自己的血糖值，做好预防工作，远离糖尿病。"

名医会诊

余秋平 ｜ 北京惠民中医儿童医院特聘专家、主任医师

调脾胃，抓住"脾瘅"逆转期

从肥胖发展到糖尿病，会经历糖尿病的前期阶段，中医对此有特定的名称，叫作脾瘅。早在两千多年前的《黄帝内经》中就有对脾瘅和糖尿病之间的关系的记载。《素问·奇病论》："脾瘅，肥美之所发也，此人必数食甘美而多肥也。肥者令人内热，甘者令人中满，故其气上溢，转为消渴。"瘅是一种复杂的热证，由虚、热、湿几方面因素构成，而这些症状都有一个共同的病因——脾虚。

正常情况下，饮食进入脾胃后，会经过脾的运化将营养精微送至全身。但是很多人长期营养过剩，导致脾胃的负担过重，出现了胃强脾弱的情况，食物未能正常运化，就会形成食积，长期囤积在体内，又会生湿、生热、生痰，如果不加控制，膏脂痰浊等影响代谢的有害物质长期影响机体，就很可能会引起糖尿病。

肥胖发展为糖尿病，大致有 3 个不同的病理阶段：肥胖—脾瘅—消渴。像前面案例中的 14 岁男孩就处于脾瘅的状态，如果能在这个阶段给予适当的生活干预和药物治疗，完全可以逆转病情。

两大名方帮你远离脾瘅

对于处于脾瘅阶段的患者，余秋平医生认为，一方面要针对瘅热的情况

清热，另一方面也要高度重视患者脾虚的情况。他选用了两大经典名方——四君子汤、小陷胸汤，并进行了加减化裁，收到了不错的临床效果。

四君子汤称得上是补气方的鼻祖，顾名思义，它由四味药组成：人参、白术、茯苓、甘草。人参甘温益气，能够大补脾气；白术可以健脾燥湿，加强脾胃运化水谷的能力；茯苓则可以将脾弱所产生的过多的痰湿排泄出去，不至于增加脾胃的负担；甘草补脾气，且能调和诸药。四药配伍，便能起到健脾益气的作用。

小陷胸汤是《伤寒论》里的名方。原文中记载："小结胸症，正在心下，按之则痛，脉浮滑者，小陷胸汤主之。""正在心下"，即正在胃口这个地方，很多糖尿病患者有胃炎，典型特点就是这个部位按之有压痛，不按不痛，症状轻的按压时只有不舒服的感觉。"脉浮滑"，右关主脾胃，所以如果右关脉浮滑，则表示患者胃有痰热。

小陷胸汤由半夏、瓜蒌、黄连三味药组成。黄连是清胃热的，也能降血糖。不过，瘅热主要是胃热与痰湿结在心下，所以单用黄连清热效果不太好，而且不持久，那我们要怎么治疗呢？首先要把痰和热分开，这里就用到了半夏，半夏辛温，能化痰，跟黄连配伍，则辛开苦降，共奏清热涤痰之功。对于已经深深结在心下的痰热，则用瓜蒌化痰散结，把结在心下的痰热彻底清理干净。

这样综合两个名方的优点，既能健脾补气，又能清理痰热，不仅在很大程度上缓解了脾瘅的症状，还能逆转向 2 型糖尿病发展的趋势。

脾瘅者的茶饮方

处于脾瘅阶段的人群在日常生活中还可以通过茶饮的方式来辅助调理身体。

方法为：准备党参 5g，白术 5g，黄连 0.5g，石斛 10g，山楂 5g，莱菔

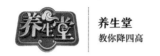

子 3g，水开后将以上药物一起熬煮 15 分钟即可。此方为一天的饮用量。

前面提到脾瘅的人群一般存在胃强脾弱又有痰热的情况，所以根据脾胃强弱的程度，可用党参和白术各 3~5g。因为要清胃热，所以用少量的黄连清热、降血糖，但黄连用多了会伤脾胃的元气，也会令茶饮变得难喝。长期的胃热会耗伤胃里的阴液，加点石斛则能起到养胃阴的作用。我们观察到很多糖尿病患者的舌头中间有个小沟壑，这其实就是胃热损耗胃阴造成的。石斛药性平和，可以重用 10g。另外，如果你爱吃肉，就要加点山楂帮助消肉积。可以再加点莱菔子，有助于消痰降脂减肥，而且有通便的作用。

处于脾瘅阶段的人群可以经常喝点这个茶，如果小孩子嫌苦，也可以不加黄连。

消瘅阶段，要注意养肝肾

如果在脾瘅阶段不加以控制，就会进一步消耗胃阴，甚至波及肝肾的阴液。体内阴液消耗多了，人就会出现明显的消瘦，同时瘅热的情况还继续存在。这个阶段，我们称为消瘅。

有位患者在 2009 年体检时发现自己的空腹血糖值为 8.5mmol/L，当时内分泌科的医生建议他吃二甲双胍加打胰岛素，但是在治疗过程中，病情控制得并不理想，后来发展到需要挂胰岛素泵。到这个阶段时，他的餐前血糖已经高达 15.7mmol/L。之后，他去余医生处就诊，经过调理，目前空腹血糖为 6.6~7.5mmol/L，餐后血糖不超过 10mmol/L，这样的状态已经保持了一年半，而且也不再打胰岛素了。

像上面这位患者，空腹血糖已经高达 15.7mmol/L，长此以往，各种并发症也会随之而来，这时病情已经发展到相对严重的阶段。面对如此严重的病情，余医生又是如何治疗的呢？

到了消瘅阶段，说明糖尿病已经正式开始了，相当于胰岛素分泌不够，人也逐渐消瘦的阶段。案例中的患者当时经历了长时间的高胰岛素血症阶段，后来因为病情未得到及时的控制，发展到了消瘅阶段，不但人变得消瘦，同时还出现了高血压、冠状动脉粥样硬化等并发症。治疗的时候，余医生根据患者的病情前后调方五次，让我们一起了解一下这具有神奇作用的药方到底有什么吧。

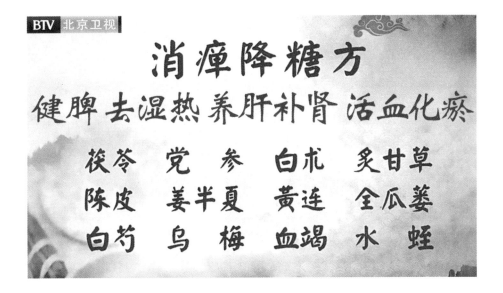

党参、茯苓、白术、炙甘草、陈皮、姜半夏、黄连、全瓜蒌、白芍、乌梅、血竭、水蛭。

大家可以看到，这个药方包括了四君子汤和小陷胸汤，但是患者已经到了消瘅阶段，除了脾虚和胃热，还出现了严重的阴虚症状，所以，还需要配上养肝敛阴的白芍和生津止渴的乌梅，以及活血化瘀的血竭和水蛭，以达到整体治疗的目的。

此药方具体应用时，医生需要根据患者的病情调整用量，增删药物，患

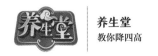

者千万不要自己在家随便使用。

健康自修课

胃强脾弱，该怎么办

脾瘅的产生与现代人饮食不节的习惯和脾胃的功能不佳有着莫大的关系。中医认为，胃主受纳腐熟水谷，脾主运化，如果胃火偏盛，吃得多，而脾运化本就不足，加上食物的增加，就会令脾不堪重负，进一步损耗脾气。中医把这种情况叫作"胃强脾弱"。简单而言，就是说这个人胃口很好，很能吃，但是食物的营养并不能被身体吸收。

脾瘅的基础是脾虚，而且脾虚难以运化，痰湿内生，又会造成形体的肥胖。我们年轻的时候脾胃功能好，食物能很好地被消化，但是到了中老年阶段，脾虚了，运化能力不够了，就会变得容易"发福"。

调理脾胃最简单的方法就是从饮食入手。

首先，每顿饭最好吃七八分饱。有的人吃饭非得吃到撑才肯罢休，这样做无疑会令脾负重前行，尤其是本身脾虚的人，更是进一步损伤了脾的运化功能。吃饭前可以先喝点热汤，一是能增加吃饭过程中的饱腹感，二是有利于滋润消化系统。

其次，饮食上少吃膏粱厚味，少喝冷饮。膏粱厚味是指那些油腻、精细的食物，也就是高糖、高脂肪、高胆固醇的食物。这些食物所含的营养超过了身体所需，久而久之就会蓄积在体内，生湿化热。冷饮会损伤脾胃阳气，也会令脾胃过度运作，应尽量少喝或不喝。

最后，可多吃点健脾食物。如小米粥，粥里可加入莲子、大枣等食材；也可吃点蒸山药，山药蒸 20~30 分钟即可剥皮食用，注意一次不要做很多，随吃随蒸。

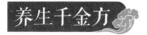

血糖高？试试降糖的穴位组合

糖尿病患者最重要的就是控制血糖，稳定的血糖可以延缓病情的发展。除了降糖药物之外，其实我们人体自带 3 个可以降糖的"按钮"。

足三里穴

中医取穴讲究同身寸，最好用自己的手来定自己的穴位。

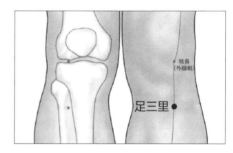

足三里穴位于外膝眼下四横指、距胫骨前缘一横指。取穴时，可用食指最远端的指横纹对准小腿胫骨，也就是咱们老百姓常说的小腿骨，然后沿着小腿骨的外侧从下往上推，当感觉推不动的时候，食指指尖所在的地方就是足三里穴。

找到足三里穴之后，轻轻向下按，直到感觉到比较大的阻力感，如果穴位局部有酸、麻、胀、痛的感觉，这就说明你找到了穴位。可以用单手或左右手同时刺激穴位 5 分钟，每天 1~3 次。

地机穴

取地机穴时，可用大拇指对准小腿骨。找足三里穴时，我们是沿着小腿骨的外侧向上推，而找地机穴时需要顺着小腿骨的内侧往上推，当遇到阻力感觉推不动并发现有个窝时，指尖下即为阴陵泉穴。阴陵泉穴下四横指处就是地机穴了。

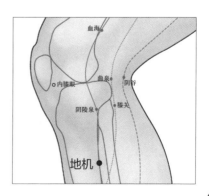

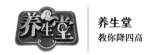

地机穴跟糖尿病有着微妙的关系，需要重点讲一下。地机穴属于手太阴脾经穴位。地，脾土也，地机暗含大地机关之意。如果地机穴气血畅通，脾胃的功能也会强大起来，所以刺激这个穴位能够健脾养胃。另外，对于糖尿病患者而言，这是一个非常好的降糖穴，尤其是轻度糖尿病患者，坚持揉按地机穴，降糖效果明显。

太溪穴

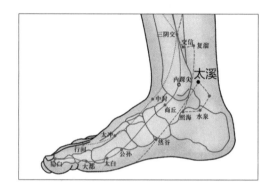

找太溪穴时，先要找到内踝的高点，在内踝高点和跟腱之间的凹陷处，就是太溪穴。

我们知道，肾是人体的先天之本，五脏六腑、四肢百骸皆需要肾的滋养和补助。太溪穴是肾经的原穴，原穴能够激发、调动身体的原动力。按摩太溪穴，对全身的元气有很好的激发作用。所以，太溪穴也是一个养生保健的穴位。

气阴两虚型糖尿病，
不可不防

在过去，糖尿病以"三多一少"症状为主的较为常见，但是随着人们生活方式的改变、各类降糖药物的普遍应用，糖尿病的基本证型已由阴虚燥热型转为气阴两虚型。这种类型的糖尿病多伴有神疲乏力、四肢倦怠、汗多、口干、便秘等症状，同时，糖尿病日久，还会有肢体麻木疼痛、胸闷胸痛、视物模糊、舌质紫暗有瘀点等瘀血阻络的病理表现。

健康候诊室

糖尿病患者为何多瘀血？

史载祥："过去在糖尿病的辨证上，人们认为糖尿病属于中医学'消渴病'的范畴。临床上多从上、中、下三消来论治，滋阴清热是基本的治疗大法。现在随着国家的经济发展，人民生活水平的提高，2型糖尿病更为常见了。"

悦悦："2型糖尿病多了，这跟生活方式、饮食结构的改变有关。"

史载祥："没错，另外口服降糖药和胰岛素的普遍应用让糖尿病患者的血糖水平得到了有效控制。所以，真正像过去中医讲的以'三多一少'为主要症状的阴虚燥热的患者已经不太多见。从全国范围的大数据来看，目前糖尿病的主要病机是气阴两虚，再加上一个痰瘀交阻。"

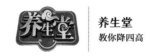

悦悦："先是气阴两虚，然后继续发展，有了血瘀的情况，污秽之血就出现了。像这样的糖尿病继续发展下去，会出现什么样的情况呢？"

史载祥："如果能在一出现气阴不足症状及污秽之血时就给予及时治疗，就可以阻断或者延缓病情的发展。如果阻断得不及时，或者治疗效果不好，体内有污秽之血的糖尿病患者就有可能会出现白内障、下肢动脉栓塞、冠心病、脑卒中、慢性肾衰竭等问题。"

李春岩："如果血糖没有得到很好的控制，这实际上就相当于体内的脏器泡在'糖水'里。血液的成分发生了改变，形成污秽之血，即瘀血，会引发各种严重的并发症。如果瘀血阻于心脉，就会造成心脉瘀阻，引发冠心病；如果瘀血阻于脑窍，可能会引起脑卒中，造成偏瘫；如果瘀血阻在肾络上，使肾脏调节水液代谢的功能失常，可能会出现腰痛、水肿的症状，实际上就是西医常说的糖尿病肾病；如果瘀血阻在眼部的络脉上，可能会出现视物模糊的症状，也就是我们常说的白内障。"

史载祥："所以，糖尿病的并发症是非常可怕的，如果糖尿病没有得到很好的控制，发展到了中后期，从头到脚都可能出现并发症。这时的瘀血就是导致糖尿病并发症的一个主要因素。"

名医会诊

史载祥 ┃ 国家级名老中医，中日友好医院中西医结合心内科首席专家

李春岩 ┃ 中日友好医院中西医结合心内科副主任医师

史老经验方，调理气阴两虚型糖尿病

气阴两虚、痰瘀交阻有什么表现

国家级名老中医史载祥医生经过多年的临床积累和大数据的调研，发现

2 型糖尿病中最多见的病机就是气阴两虚，同时伴有痰瘀交阻。这在临床上有哪些表现呢？

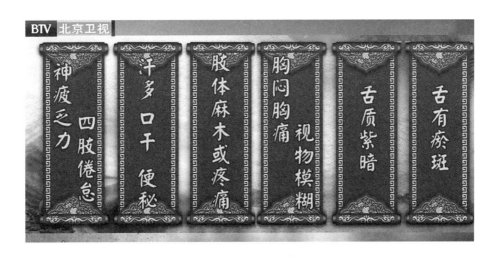

气虚者常见神疲乏力、四肢倦怠的症状。阴虚者容易出现口干，而且即便喝了很多水仍觉得口干。因为阴虚，肠道中的津液不足，所以常伴有便秘。另外，不管是气虚还是阴虚，都可能出现汗多的症状。

实际上，气阴两虚是糖尿病病机的一个本虚的表现，它还有标实的表现，也就是痰瘀交阻带来的症状。比如，肢体的麻木、疼痛或者视物模糊，若瘀血闭阻于心脉，就可能会导致胸痹心痛，观察患者舌质，多呈紫暗色，会有瘀斑。

愈消方——治疗糖尿病的经验方

有位 65 岁的糖尿病患者，已患有糖尿病十多年，一直通过口服降糖药来控制血糖。但是，她最近几个月的血糖控制不佳，空腹血糖为 9~10mmol/L，餐后两小时的血糖为 14~15mmol/L，同时伴有乏力、口干、双足发麻的症状。

史老经过诊查发现她有脉涩、舌质紫暗等瘀血的表现，就对证开了治疗糖尿病的经验方。治疗两三个月后，该患者的乏力症状得到了明显的改善，浑身有力气了，精神状况也很好，双足麻木症状也有所改善。复查血糖发

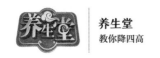
现，她的血糖也下降了不少。

究竟是什么样的经验方呢？史老介绍，此方名为愈消方，是他带领团队经过多年的研究分析，综合筛选出的基本方。方由生黄芪、山茱萸、天花粉、苍术、僵蚕、三棱、莪术、鸡内金8味药组成。其中，生黄芪、山茱萸和天花粉养阴益气，苍术、僵蚕可化痰，三棱、莪术、鸡内金则有活血化瘀的作用，这些药共奏气阴双补、活血通络之效。注意，这里用到了虫药僵蚕，按照中医理论，僵蚕有祛风化痰的作用，在《本草纲目》中有被制成焯丝汤来治疗消渴病的记录。现代药理研究也表明，僵蚕有一定的降糖作用。

健康自修课

认识污秽之血：百病由污血者多

污秽之血，顾名思义，指的是被污染的、不干净的、失去正常血液生理功能的血液。《素问·刺腰痛篇》和《灵枢·邪气脏腑病形》中已提出"恶血"的概念，明代王肯堂在《证治准绳·杂病·蓄血篇》中指出："百病由污血者多"，确切提出污秽之血为瘀血的观点。因其性质是败血、毒血、恶血，故概括为"污秽之血"。

国家级名老中医史载祥医生表示，污秽之血有三种来源，分别为外源性污秽之血、内源性污秽之血和复合性污秽之血。

外源性污秽之血

外源性污秽之血主要由各种理化因素、感染造成。

一是物理因素，如外界气压改变造成的疾病，像高山病、潜水病等。患者因为大气压的改变，从而出现全身发绀、缺氧、呼吸困难的症状，从中医的辨证体系上看，这是瘀血证的表现。有个国外的患者，他的工作就是经常在全球飞来飞去，但是每当飞机升入高空，气压发生改变时，他就会头痛。后来医生按照瘀血理论，给予活血化瘀的药物治疗后，他头痛的问题就解决了。

二是化学因素，如肿瘤患者的化疗，或者是其他化学合成药的应用所造成的污秽之血。还有以前比较多见的一氧化碳中毒，患者中毒后会出现发绀、缺氧、呼吸困难等症状，这些表现从中医体系来讲，也属于瘀血证的范畴。

三是感染因素，实际在某种程度上而言也属于生物性因素，比如细菌感染、病毒感染等，造成了血液污染。

内源性污秽之血

内源性污秽之血主要是由脏器功能衰竭引起的。比如肝硬化可以引起血氨的增高，尿毒症会引起血液里酸性代谢产物的蓄积。另外，一些代谢性的疾病也是主要原因，如高脂血症会令血液里的脂类物质含量增多，而糖尿病会令血液中的糖分增多，这些也属于污秽之血。

有个糖尿病患者，患病大概已经有 20 年的历史，突然合并肺部感染，引起肾功能的衰竭，血肌酐短时间内就从约 $100\mu mol/L$ 达到了约 $600\mu mol/L$。按照现代医学的标准，这种情况必须透析，但是患者和家属坚决不同意，这个时候史老就用了内源性污秽之血的理论为他治疗，三天之内，血肌酐就从约 $600\mu mol/L$ 降回了约 $100\mu mol/L$。

现在的糖尿病以 2 型糖尿病为主，基本病机主要为气阴两虚、痰瘀交阻，在治疗上既要益气养阴，也不能忘了活血通络。

复合性污秽之血

复合性污秽之血有两种情况：一是身体同时存在外源性和内源性的污秽之血；二是身体接触抗原性物质后在体内产生了抗体，这些抗体一开始溶解在血液里循行周身，但是抗体逐步积累后，就会发生沉积，造成血管炎病变

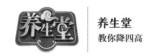
或者脏器病变。所以，很多结缔组织病、自身免疫性疾病，如红斑狼疮或强直性脊柱炎的临床表现，按照中医理论来看，均属于瘀血证的症状。

有这么一个案例：患者是一位70多岁的老太太，患有大面积脑梗，又合并有肺部感染和肾衰竭。但是这位患者的表现比较奇特，她的形体很瘦小，总在病床上日夜不安地高声叫喊。当时请神经内科，包括精神科的医生来看过，也使用过镇静剂和抗抑郁、抗焦虑的药，但是症状始终未得到改善。实际上，这位老太太的情况就是由体内的复合性污秽之血引起，她体内同时存在内源性和外源性的污秽之血，医生依照此思路，用了以活血化瘀药物为主的处方，治疗三五天后，就听不到老太太的叫喊了。

所以，污秽之血其实在临床上并不少见，而且范围较广，在临床上如果能以这个理论来指导治疗，往往能闯出一条新的路来。

养生千金方

每天一杯芪术降糖饮，调体质、降血糖

糖尿病患者在药物治疗的基础上，如果想要辅助调理，可以试试史老推荐的调理方——芪术降糖饮。

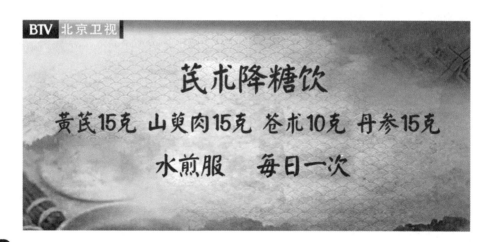

准备黄芪 15g、山茱萸 15g、苍术 10g、丹参 15g，水煎服，每日一次。

这个药喝起来有点酸甜，又有些涩味。涩味主要来自山茱萸，山茱萸酸涩收敛，能益肾固精；黄芪，大家都不陌生，它有补气的作用；苍术有健脾祛湿的作用，现代药理研究表明，它也有降血糖的作用；丹参有活血化瘀、通络止痛的作用。这几味药加起来，起到了益气养阴、活血通络的作用。

如果你是属于气阴两虚、痰瘀交阻证型的糖尿病患者，可以试一试。但有阴虚火旺表现或有出血倾向的患者，则不建议服用。另外，糖尿病患者在服用之前请先咨询专业的医生，以判断这个方子是否适用。

二十字养生经，教你放松，睡个好觉

75 岁的史老如今身体依旧很健康，他平常除了骑车、游泳以外，还会做一些放松功，并经常教给他的患者，用于辅助治疗。如果你是糖尿病合并失眠健忘的人，就可以试试这款放松功，经常练习，有促进睡眠的作用。

这项放松功说起来其实很简单，只有二十字：**解除约束，全身放松，腹式呼吸，排除杂念，意守丹田。**

无论你是躺着、站着还是坐着，都可以练习。先尽可能地解除身体上的约束，摘下手表、眼镜，脱下袜子等；然后全身放松，慢慢地从头开始，然后到肩、到胸、到腹，最后到腿、脚，从上到下放松；将呼吸调整成腹式呼吸，所谓的腹式呼吸，就是吸气的时候鼓肚子，呼气的时候肚子瘪下去；同时，将注意力集中在丹田，丹田在我们肚脐下四横指处，也就是关元穴的位置。这样做的最终目的是排除杂念，当然，杂念不可能一下子就被排除，需要我们逐步地慢慢排除，排除不掉也没关系，慢慢来。有的人可能在刚做放

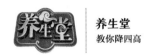
松功时就入睡了，这也没关系。

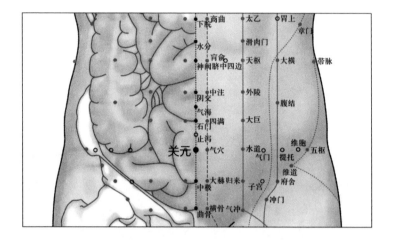

　　这作为一个中医辅助治疗的方法，大家可以尝试一下。不过，这个放松功可不是练习一两天就能见效的，需要长久地坚持。

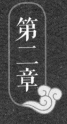

第二章

危险的高血糖：
当心全身受伤！

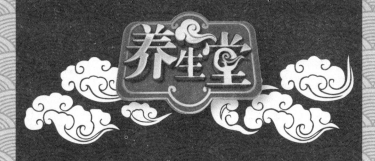

警惕!
别让糖尿病发展成尿毒症

　　糖尿病和尿毒症看起来似乎是两种不相干的疾病,其实却有着密切的联系。有数据显示,大约每三个尿毒症患者中就有一个是由糖尿病肾病发展而来的。在我国,糖尿病肾病已成为尿毒症的第二大致病因素。与他人相比,糖尿病患者在生活中除了控制血糖外,还要注意避免吃伤肾的食物,同时也要按时检查眼底,及早发现异常,防止糖尿病向糖尿病肾病,乃至尿毒症发展。

健康候诊室

吃出来的肾损伤

　　一玲:"我们经常说这个人死里逃生,今天就跟大家讲一个'一顿饭捡回一对肾'的故事,究竟是怎么一回事呢?我们欢迎陈主任跟大家讲一讲。"

　　陈晓农:"事情是这样子的,大年初五的时候,我们家亲朋好友聚餐,酒过三巡,有位亲戚突然间拿出了一个公文包,从里面翻出一

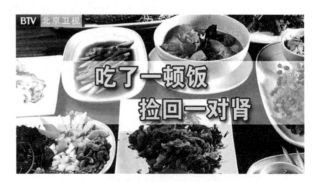

BTV 北京卫视
吃了一顿饭
捡回一对肾

瓶药。我问他，好好地吃着饭，你拿药干什么呢？他说，喝酒是会伤肝的，所以他跟朋友每次喝完酒后都会吃这种药，用来护肝保肝。紧接着，他又强调了一句，这个药实在是来之不易，现在市面上都买不到了。"

一玲："这种保肝的'良药'，和肾有什么关系呀？"

陈晓农："他拿的这个药，我一看真是吓了一跳。他吃的是龙胆泻肝丸，这药确实有一定的保肝作用，但也是伤肾的药。前几年发生了很多起因服用含有马兜铃酸成分的龙胆泻肝丸而引起肾损伤的事件，因此国家已经明令禁止含有此类成分的药物生产、销售。"

一玲："我们家的小药箱里也有这个药，平时如果上火了，可能会吃这种药。"

陈晓农："没错，除了保肝以外，龙胆泻肝丸还被认为可以泻火。不过，大家购买时一定要注意辨别一下里面的中药成分。马兜铃酸主要存在于关木通和广防己两味药材中，以前生产的龙胆泻肝丸里用到的就是关木通。现在这个药里关木通的成分已经被去掉，如果是很早以前买的龙胆泻肝丸，里面可能含有关木通。"

一玲："所以大家在吃这一类药物的时候一定要谨遵医嘱，不要自己盲目去吃，否则会有伤肾的危险。"

名医会诊

陈晓农 ｜ 上海交通大学医学院附属瑞金医院肾内科主任、主任医师

注意观察眼底，及早发现糖尿病肾病

肾损伤其实非常隐匿，早期难以发现，一旦出现求救信号，也就是临床上出现症状了，我们的肾早已损伤了一半以上。面对如此隐匿又凶险的疾病，

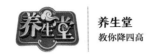
哪些人群更要提高警惕呢？答案就是糖尿病患者。

糖尿病是引起肾脏损害的一个非常重要的危险因素，或者说是导致肾功能衰竭的主要原因。正常的肾脏就像一个过滤器，每天会过滤掉血液中的大量废物，来维持身体的平衡。糖尿病患者如果血糖控制得不理想，血液中葡萄糖的浓度持续过高，就会令肾脏高负荷运转，肾微血管发生病变，最终会令肾功能逐渐减退。如此一来，糖尿病肾损伤就难以避免了。

在欧美等发达国家，糖尿病肾病已经成为尿毒症发病的首要因素。而在我国，糖尿病导致的肾脏问题也日益突出，目前我国尿毒症患者总人数中，因糖尿病肾病所致的尿毒症患者人数居第二位，而每年接受透析治疗的糖尿病肾病患者迅猛增加。

在糖尿病肾病早期，不一定能及时发现身体的一些信号。但是，我们讲，眼睛是心灵的窗户，对于糖尿病患者而言，眼睛又是我们全身血管的窗户。糖尿病肾病是糖尿病全身性微血管病变表现之一，可以通过眼底血管的变化来判断是否已经发生肾损伤了。医生在检查眼底时，主要是观察眼底的视网膜有无变化，眼底小动脉有无硬化及视网膜、眼底有无出血等，如果有这些表现，这就提示糖尿病已引起微血管损伤了。

建议大家在确诊糖尿病后，第一时间就到眼科去做常规的眼部检查。如果是中老年糖尿病患者，可以每年进行一次眼部检查，年轻的患者，每半年就应该去查一次，以便及时发现视网膜病变，及时治疗。

通过尿液及早发现肾病的蛛丝马迹

注意尿的改变

肾脏问题在早期总是隐匿的，让人很难察觉，不过如果你能在生活当中做个有心人，还是可以发现一些蛛丝马迹的，最简单的方法就是注意尿液的改变。

第一，注意尿液外观的改变。比如，如果发现尿液的颜色出现了明显不同，就要引起重视，及早去医院检查。

第二，如果尿完后，小便上的小泡沫一直不退，那可能也有问题。

第三，尿量发生改变。通常情况下，尿量跟我们的饮食有直接关系，如果喝了很多水，但是尿量很少，或者出现了腿肿、脚肿等水肿的情况，一般提示肾脏可能出问题了，最好去医院做一下检查。

体检中如何留尿

检查肾脏情况，尿常规是一个必做的检查。尿液留得好坏，直接影响结果的判定，不合格的尿液标本有时候也会给医生带来误导。

小张大学刚毕业就找到了非常好的单位，心里非常高兴，不过还没高兴两天，他就被通知不能去单位了。原来这家公司要求入职前要做体检，可他的尿常规检查单显示有两个"+"的尿蛋白，公司以此为由拒绝了他。这下小张急得不得了，就赶快去找医生咨询。医生发现，他尿常规里的尿比重异常高。正常人的尿比重有一定的范围，多喝水，比重就会低，不喝水又出很多汗，比重就会高。医生就问他，这个尿液标本是怎么来的。小张说体检当天要空腹抽血，他家走到医院也就十分钟，所以他一大早一口水也没喝就去体检了，因为在家已经上过厕所了，在取尿液标本时硬尿出来一点，试管里的尿连 5mL 都不到。像这种尿量非常少、特意挤出来的尿液标本，它的检查结果肯定会有偏差。医生告诉他，只有尿液标本留得正确了，才能判断他的身体是不是真的有问题。

那么，尿液标本应该怎么留呢？

原则上我们讲留晨尿，但是留晨尿说起来容易，做起来难，大多数人很难憋一晚上到医院留尿去。其实，当一个人觉得有尿意了，这时候的尿量

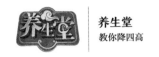
应该就不会少，不必非得等着晨尿。另外，留尿的量要适当多一点，不能太少，而且要尽量取中段尿。只有尿液标本可靠，才能真正反映出肾脏的情况。

健康自修课

这些食物会伤肾，必须远离

在我们的日常饮食中隐藏着会造成肾损伤的安全隐患，糖尿病患者平时更要谨慎食用这些食物，这些食物到底是什么呢？让我们一起来认识下。

含有大肠杆菌的剩菜剩饭

一般情况下，如果剩菜剩饭放的时间长了，吃了之后，就可能会引起一些胃肠道的不良反应。有个患者就是这种状况，吃了剩菜后突然出现腹痛、腹泻，在腹泻三四次后，变成了水样便，人也变得非常虚弱，还一直出冷汗。这个患者赶紧到医院挂了急诊科，医生检查时发现他出现了血压降低的情况，他平时的血压大约 120/80mmHg，而当时只有 90/60mmHg。生化检查也提示他的血钾很低，而血红蛋白却升高了，结果提示他已经处于脱水的状态了。这种情况下，医院会给予补液处理，补液后会观察他的尿量变化，奇怪的是，1000ml 的液体从静脉输进去，却一直不见他有尿。像这种情况就要警惕，患者是否已经脱水到一定程度从而影响到了肾脏？于是医院又赶紧给他做了肾功能检查，结果发现他的血尿素氮、血肌酐已经升高了，提示肾功能已经受到了损伤。

我们都知道，剩菜剩饭里含有亚硝酸盐，可能会引发胃癌。但是它们又是如何影响到肾脏的呢？其实，剩菜剩饭隔夜时间长了，就会产生一种繁殖特别快的有害细菌，那就是大肠杆菌。正常情况，大肠杆菌也是我们肠道的正常菌群之一，但是如果细菌繁殖很快，超过了一定的标准，就会致病。

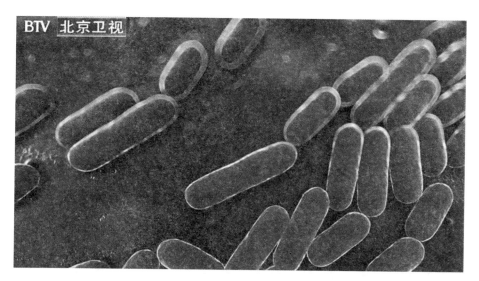

大肠杆菌繁殖过快

另外，大肠杆菌中有一种独立性很强、致病性很高的特殊菌种——O157：H7，被这种大肠杆菌污染的食物就容易影响肾脏的健康。一方面，O157：H7菌种可以释放一种毒素，它会导致肾小管的坏死，引起急性的肾脏损伤；另一方面，它也会损伤血管内皮细胞，血管内皮在完整的时候具有抗凝作用，如果受到损伤，就会触发我们体内的凝血机制，造成栓塞性的病变，如溶血尿毒综合征。一旦发生这种血栓性的病变，会有尿量减少、肾功能损伤的情况，甚至出现急性肾衰，如果治疗不及时，严重的情况下还可能会危及生命。

为了预防大肠杆菌污染，平时的厨房工作一定要做得非常仔细。比如，在做饭前要仔细地用肥皂清洗双手；生肉和熟肉一定要分开存放，切过生肉的切菜板要用热水和洗涤剂清洗干净；饭菜要煮熟、煮透；剩菜剩饭要么立即冷藏，要么丢弃，不宜放太久；厨房垃圾与食材要保持一定的距离。

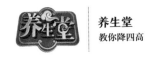

总之，如果厨房的各个环节的工作都做到位了，可以减少大肠杆菌污染的发生。

加了溴酸钾的松软面包

有位老奶奶，平时身体非常好，但是因为年龄越来越大，牙齿脱落了很多，所以最近几年一直喜欢吃软一点的食物。碰巧小区里开了一家面包房，面包看起来很松软，味道也很好，所以这些面包就成了她的固定早餐。一段时间后，小区里组织免费的体检活动，没想到去年检查结果还很健康的老奶奶，这次却被查出了肾脏的问题。她仔仔细细想了想这一年的饮食和生活习惯的变化，发现只是多了一个以松软面包作为早餐主食的习惯。

原来这一切都是溴酸钾搞的鬼。为了让面包看起来更加松软，卖相更好，一些商贩在制作过程中可能会添加溴酸钾。溴酸钾是一种化学物质，正常情况下呈白色粉末状，若接触过多，会刺激眼睛、皮肤还有黏膜等。因为它有致癌的可能性，我国早在 2005 年就已禁用了溴酸钾这种添加剂，但仍有些小商贩为了节省成本，将其用到面包的制作上。

我们买面包时，虽然不可能去亲自检测其是否含有溴酸钾，但是可以通过外观做一些粗浅的鉴别。买面包时不要"以貌取人"，也就是说别觉得白白净净、看起来松软可口的就是好面包，而粗糙的、外表发黑的面包就对身体不好。实际上，颜色偏暗、外表粗糙的面包反而可能更有益于健康。那些看似蓬松柔软的面包，如果蓬松度超过两倍，就很可能添加了溴酸钾等违禁添加剂。另外，建议大家在购买面包或馒头时，一定要去正规的商店和超市，远离不正规的小店。

草酸含量较高的蔬菜

李先生是体育运动的爱好者，休息日常与儿子一起打羽毛球。这天他打球时，突然出现了急性的右侧腰痛。他以为是扭到了腰，就赶紧去医院检查。收集尿液样本时，发现小便颜色变成了红色，尿常规检查结果也证实其尿里含有大量的红细胞，也就是说李先生出现了血尿。急性腰痛加上尿液颜色的改变，医生将这两种症状结合起来分析，判断是肾绞痛，之后的超声检查也在他的肾脏里发现了结石。肾结石在他运动时发生了移动，导致了腰痛及血尿等急性发作的症状。

为了进一步治疗，医生详细询问了李先生的一些生活习惯，得知他经常食用菠菜。原来李先生有点贫血，听说菠菜里含铁质比较多，为了改善贫血，吃菠菜逐渐就变成了他的一个饮食习惯。菠菜中含有草酸，如果是单纯的草酸并不会对肾造成什么损害，但是草酸会跟体内的一些物质结合，如钙盐跟草酸结合就会形成草酸钙结晶。尤其是老年人，他们因为骨质疏松经常补钙，草酸钙结晶就会通过血液循环跑到肾脏里面，如果剂量小，肾功能良好，它是能够被排出体外的。但是如果摄入的草酸太多，它与钙盐结合形成的草酸钙结晶也就会过多，肾脏排出这种复合物的功能就会出现问题，久而久之，就会在肾脏、输尿管形成结石，引起肾绞痛。

除了菠菜外，苋菜、油菜、韭菜、蒜苗也含有很多的草酸，具体我们怎么分辨蔬菜中是否含有较高的草酸呢？有一个特别简单的办法，那就是尝一下这个菜是否有苦涩的味道。像苦瓜、茭白，还有一些野菜都是有一些苦味的，而这些都是高草酸的食物。抛开草酸来说，这些蔬菜其实还含有对身体非常有益的维生素、微量元素等，我们不能因噎废食，就此拒绝了这些有益的蔬菜。其实，在吃这些蔬菜时可以先焯水再烹调，别小看这个步骤，它能去掉菜中 40%~70% 的草酸！用焯过的菜再去做汤就没什么问题了。当然，如果是像李先生这样，已经出现了肾结石，这些草酸高的蔬菜还是要少吃或不吃。除了这些蔬菜外，咖啡、茶叶、花生仁等也是含有草酸的，肾结石的患者尽量避免或者减少食用。

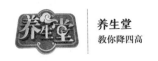
养生千金方

补肾养肾，远离尿毒症

尿毒症是各种肾脏疾病持续进展的共有临床综合征，等发展到尿毒症时再来治疗，往往为时已晚。因此，我们在日常生活中，就要注重对肾的补养。补肾的方法有很多，如按摩、食疗等。

养肾之道——按摩

人体穴位众多，其中保养肾脏的穴位也不少，这里为大家介绍几个常见的养肾穴位。

委中穴：中医认为，"腰为肾之府"，肾出了问题，出现腰酸等症状。委中穴是治疗腰背疼痛的要穴，它位于膝关节后侧，也就是腘窝处，腿屈曲时腘横纹的中点。取穴时，采取俯卧的姿势。

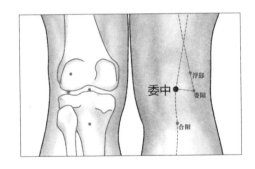

1.用两手拇指端按压两侧委中穴，力度以稍感酸痛为宜，一压一松为1次，连做10~20次。

2.两手握空拳，有节奏地叩击该穴，连做20~40次。

3.两手拇指指端置于两侧委中穴处，顺、逆时针方向各揉10次。

命门穴：中医认为，肾与命门的功能是紧密联系在一起的。"命门者，精神之所舍也，男子以藏精，女子以系胞，其气与肾通。"命门之气与肾相通，说明它们在生理功能方面也是相互沟通、相互联系的。所以，平时我们可以通过按摩命门穴的方式来养护肾脏。命门穴位于腰部的后正中线上，第2腰椎棘突下凹陷处。指压时，有强烈的压痛感。

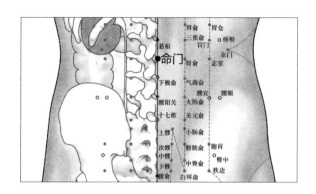

按摩命门穴的方法比较简单，取站位或坐位，用手掌或拇指按压命门穴，然后揉动数十次，穴位有略微酸胀感即可。

太溪穴：太溪穴是足少阴肾经的输穴和原穴，输穴就是本经经气汇聚之地，原穴就是脏腑的原气经过和留止的地方，太溪穴合二为一，是肾经经气最旺的穴位。太溪穴位于内踝高点与跟腱之间的凹陷中，穴位上有动脉经过。它之所以被称作太溪，是因为这里有血脉经过，肾经水液在此汇聚成较大的"溪"。这里流淌着源源不断的滋养人体的肾脏之水，与肾脏的健康息息相关。

按揉太溪穴时，将四指放在脚背上，大拇指弯曲，从上往下刮按左右脚上的穴位，按揉时一定要有痛感，每天早晚按 1~3 分钟。

补肾之法——食疗

除了按摩穴位，食疗也是补肾的重要途径。养肾的主要食疗原则如下。

1.限制高嘌呤食物的摄入，如肝、肾、胰、脑等动物脏器以及浓肉汤、菌汤、鸡汤、鱼子等。对高嘌呤的食品，食用前要先加水煮炖，并弃汤食用。植物性食物中，全谷、干豆、菜花、菠菜等也含一定量嘌呤，也要适当限制。

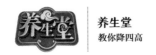

2. 限制脂肪摄入，因为脂肪能阻止肾脏对尿酸的排泄。

3. 多摄入富含 B 族维生素及维生素 C 的食物，使组织中沉积的尿酸盐溶解。

4. 多吃一些碱性食品，如茶叶、海带、大豆等，因为碱性环境中尿酸盐易溶解，而其在酸性条件下易结晶。

5. 少食能使神经系统兴奋的食物，如浓茶、咖啡及酒等刺激性食物。

掌握以上几条基本原则后，下面再为大家简单列举一些滋补肾脏的食物，大家可以根据自己的体质及口味适当选用。

食物	功效	食物	功效	食物	功效
芝麻	补肝肾、润五脏	羊骨	补肾脏、强筋骨	桑葚	补肝肾、滋阴
粟米	补益肾气	淡菜	补肝肾、益精血	芡实	益肾固涩
豇豆	补肾健脾	干贝	滋阴补肾	栗子	补肾健脾
牛骨髓	补肾益髓	鲈鱼	补脾胃、益肝肾	胡桃	补肾固精
山药	益肾填精	虫草	补肾、补肺	韭菜	补肾壮阳
枸杞	补肾养肝	杜仲	补肝肾、强筋骨	海参	滋补肾气

根据《黄帝内经》的记载，黑色、咸味的食物入肾，上面的芝麻、桑葚等就属于黑色补肾食物。除此之外，很多食物对肾脏都有很好的补益效果，如板栗、山药、枸杞、韭菜等，这里就为大家介绍一款补肾佳品——山药枸杞粥。

准备白米 100g、山药 300g、枸杞 10g。将白米和枸杞洗净沥干，山药洗净去皮并切成小块。将 500g 的水倒入锅内煮开，然后放入白米、山药以及枸杞，继续煮至沸腾，稍搅拌，再改中小火熬煮 30 分钟即可。

山药和枸杞的营养均十分丰富，尤其山药，对肾脏尤其滋补。山药味甘、性平，入脾、肾、肺经，其主要功效是益胃补脾、益肺生津、补肾涩精。山药的滋补功效突出，被誉为"中国近代医学第一人"的著名中医大家张锡纯在其医著中列举了自己用大量山药治病救人的案例，他最后总结道："山药之性，能滋阴而能利湿；能滑润又能收涩，是以能补肺、补肾兼补脾胃。且其含蛋白质最多，在滋补药中诚为无上之品。"山药的补肾效果明显，山药含有多种营养素，有强健机体、滋肾益精的作用。不管是男性肾亏遗精，还是女性白带多、小便频数等，都可以服用山药来调理。

枸杞也很有营养，它主要功效是补肾益精、养肝明目，主治肝肾阴亏、腰膝酸软、头晕、目眩、虚劳咳嗽、消渴、遗精等病症。枸杞自古以来就是人们食疗养生的珍品果实，也是许多佳酿美酒的重要原料之一。在中医看来，枸杞浑身都是宝，子、花、叶、根、皮都可入药。

山药配上枸杞，让此粥能健脾胃、固肝肾、滋养脏腑。

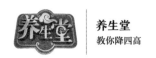
健康减肥、减脂，远离糖尿病损伤

肥胖是糖尿病的主要危险因素之一，在我国的糖尿病人群中大约有65%的人属于超重或肥胖。对于这一类人群而言，减肥与降糖一样重要。但很多糖尿病肥胖者最苦恼的就是好不容易才减肥成功，但没过多久又胖回去了！其实，"复胖"不只是恢复原体重而已，忽胖忽瘦很容易造成体内的脂肪比例增加，最后变成易胖难瘦的体质。当然，减肥时也不可盲目节食，以免引起酮症酸中毒。

健康候诊室

肥胖型糖尿病患者，别忘了先减肥

一玲："大家好，今天我们《养生堂》请到了一位大家特别喜爱的又非常熟悉的嘉宾，咱们请这位嘉宾给大家亮一嗓子，一起来听。"

李嘉存："牙好胃口就好，身体倍棒吃嘛嘛香，您瞅准喽！"

一玲："太棒了，猜出来是谁了吗？我们掌声有请李嘉存老师！听说您特别爱吃，但也因为吃现在面临着巨大的烦恼。"

李嘉存："我平生一大爱好就是吃牛肉，除了早晨，几乎每顿都吃，一顿要吃一碗，算成生肉大概得有1kg。"

一玲："我要跟您说，牛肉是好吃，但是经常看我们《养生堂》的观众都知道，您这顿顿都吃这么多，对身体不太好。我前两天看到英国一项研究说，体型与我们的寿命息息相关。对于 30 岁左右的女性而言，拥有相对正常的'梨形身材'要比肚子高高的"大苹果形身材"有望多活 9.5 年；而对同年龄的男性而言，这一数字更是高达 17 年。所以说，保持良好身材不仅是维持魅力与自信的基础，它也是我们健康与长寿的必然选择。"

李嘉存："确实，我原来体重最高时 102kg，因为肥胖，一些慢性病也找上来了，什么高血压、高血脂、糖尿病都有。所以，我后来就开始减肥了。"

杨文英："肥胖的人要减体重，这肯定是正确的，因为肥胖带来的危害实在太大了。比如说，像您有的高血压、糖尿病、血脂紊乱、脂肪肝，它们导致的心脏和大脑血管疾病问题也非常多，严重的有心肌梗死，会引起猝死，还会引起脑出血。此外，肥胖还可以引起睡眠呼吸暂停综合征，当然还有很多其他的毛病。所以，肥胖人群为了保持健康，确实要先减体重。"

名医会诊

杨文英 | 中日友好医院大内科主任、内分泌代谢中心主任

糖尿病肥胖早防治

为什么空腹血糖比餐后血糖还高？

有的糖尿病患者可能会有这样的疑惑：头天晚上吃了根香蕉，结果第二天早晨的空腹血糖值居然会变得特别高，甚至比餐后血糖值还高，这究竟是什么原因呢？

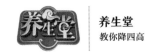
要想了解这一问题，我们首先要明白正常人的血糖是从哪儿来的。血糖的来源主要有 3 条途径：①我们每天吃的食物进入人体被消化后，以葡萄糖的形式进入血循环，成为血糖的主要来源；②空腹时的血糖来自于肝脏，肝脏能将自己储备的肝糖原分解成葡萄糖进入血液；③一些蛋白质、脂肪及乳酸可通过"糖异生作用"变成葡萄糖。

经过一夜时间，食物所提供的糖早就被我们机体所利用，这时候就需要肝脏向血液供糖。肝脏就好像是我们身体里的一个大化工厂，是合成糖原的主要场所，当我们吃完饭后，一部分葡萄糖被消耗了，还有一部分没被消耗的葡萄糖聚合物就会以糖原的形式储存在肝脏中，等待机体需要时再转化成葡萄糖。

假如你晚上吃了香蕉或者其他的食物，肝脏就会把这些糖类物质储存起来，把非糖物质合成糖原。所以，晚上吃饭后，血糖可能不会太高，但是到了第二天早晨空腹时，这些糖原就会分解成葡萄糖进入血液里，血糖自然就会高了，要知道糖原的分解作用非常强，尽管你早晨没吃饭，依然会出现高血糖的情况。另外，对于健康人群而言，胰岛素会控制肝脏输出糖原的速率，但是糖尿病患者胰腺功能普遍不好，管不住肝糖原的"跑出"速率，所以就会造成空腹血糖高的结果。

为了避免空腹血糖高的情况，除了吃相应的降糖药外，糖尿病患者的晚饭也要尽量少吃一点，尤其是要少吃肉类以及香蕉等含糖量高的水果。

错误的减肥方法可能会引起酮症酸中毒

不吃淀粉、不吃晚饭、不吃肉都是错误的减肥法。因为，你少吃主食、少吃肉短期会瘦，但很快就会反弹，因为人体有自主调控机制，短期调节并不能产生长期瘦身的效果。

一天吃三顿饭，胰岛素分泌正常。如果一天只吃两顿饭，每次进餐给胰脏带来的负担就会加大，血糖值也容易随之上升，此外，如果每次进餐间隔时间过久，那么下一餐对糖分、脂肪的吸收率就会上升，反而更容易导致发胖。相扑选手就是利用这种方法来增肥的。

不仅如此，有时多吃反而能减肥。1979 年，时年 54 岁的撒切尔夫人在大选前依靠高蛋白质减肥法减肥（据食谱记录，她一周吃 28 个鸡蛋），结果是她在两周内瘦了约 9kg。高蛋白质减肥法相对容易被人接受，比起光吃蔬菜水果，它有助于预防肌肉流失，比较适合短期减重。不过需要注意的是，它同时也会增加肝肾的负担，甚至会出现酮症酸中毒、疲劳、口臭、大脑功能障碍，有一定的危险性，因此不建议大家采用这种方法来减肥。

老李最近很高兴，因为他减肥初见成效，短短一个月的时间就瘦了 7~8kg。不过，医生却给他泼了盆凉水，说他的减肥方法让他面临着致命危机。

到底是怎么回事？什么样的减肥方法竟然有这么大的危害？

其实老李的减肥秘诀就在于他的食谱：早上两片面包、一杯牛奶；中午一袋营养冲剂，相当于一包感冒冲剂的量；晚上只吃一种菜。连续坚持三天，再换食谱，但也仅仅在午餐中加了一点点肉食。每 6 天为一个周期。

杨文英医生指出，这种一日三餐的安排，只有早餐还稍合理，中午和晚上几乎没有更多的碳水化合物。没有碳水化合物的支持，人在饥饿的状态下，血糖下降，会首先消耗肝脏中的肝糖原来维持血糖的正常量。如果饥饿的时间超过了 8~12 小时，为了维持身体的正常代谢，机体会另辟蹊径，通过燃烧脂肪来获取血糖。所以，老李能在短时间内减重这么多。但是合理的减重一个月最多减 2~4kg，像老李这样的减重是不健康的。因为过快、过多的减重不但会消耗掉脂肪，最后还会消耗掉身体的肌肉。

另外，脂肪的分解虽然为机体提供了能量，但同时也会产生大量的酸性代谢产物，我们称之为酮体。如果长期保持节食减肥的方法，身体一直处于饥饿的状态，就会造成脂肪一直在燃烧，酮体越堆越多，以至于远超肾脏的

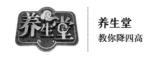

排泄能力，体内的酸碱平衡被破坏，胰岛素又不充分的话，最终会出现代谢性酮症酸中毒。

因此，肥胖型糖尿病患者在减肥时，不建议采用这种极低热量的减肥方法，没有合理搭配的营养物质，虽然能减体重，但是对身体代谢不好。

节食减肥，适可而止

现在很多人急功近利，别说低热量饮食了，他们干脆用节食的方式来减肥。大鱼大肉当然是不健康的饮食方式，但盲目节食的危害往往更严重。节食减肥对我们内脏器官的伤害是不可逆的，尤其是胃。胃是一个弹性器官，它会因为生理的需要进行收缩和舒张，而且每天有非常规律的运动周期，正常情况下人每天3~4小时就需要吃东西了，在吃的过程中胃会一点一点地撑开，撑到一定大小的时候就会感觉饱了。当我们开始少吃或是不吃以后，胃就好像一个暖水袋，它前后两面会贴得很近。胃里越空，贴得越近，空间就会越来越小——这就是我们常说的"胃变小了"。但这并不是什么好事，因为胃在变小的同时也会变得越来越没劲，会慢慢失去消化功能，而且再也撑不大。所以，如果你长期少吃或者不吃，最终结果很可能是你想吃也吃不下去了。

还有些人不只是少吃或不吃的问题，他们还想感受一下美食的口感，于是吃完以后再用各种方式催吐。但这种引吐或催吐的方式本身就会对我们的消化道造成非常大的伤害。以最常见的扣吐为例，用手去抠喉咙时，如果指甲过长或抠得比较用力，就会损伤喉咙。而且，反复的呕吐会引起反流性食道炎，轻的会引起食道水肿，重的则会引起食道溃疡，大大增加患食道癌的概率。有时呕吐的动作过大，还会引发消化道大出血。总之，把吃下去的东西吐出来，这种减肥方法绝对是有百害而无一利的。

在节食减肥导致胃慢慢丧失功能的过程中，还会因营养不良而引起思维缓慢、注意力不集中等症状，也就是我们常说的"减肥减傻了"，其实，这一点都没有危言耸听。大脑损伤是所有节食综合征当中最容易被忽视的部分。据英国《每日邮报》报道，沉迷于抑制自然的食欲可能会"堵塞"节食者的大脑，这种"堵塞"会对人们执行各种任务的能力产生不利影响，最直接的结果是影响记忆力和智力——节食越久和减重越多的人记忆力损伤越大。从医学角度来说，尽管大脑只占全身重量的 2%，但通常会消耗人体总能量的 20%。体内脂肪摄入量和存贮量不足，没有足够的营养供给大脑，脑细胞自然会严重受损。这也是导致节食减肥者越来越健忘的原因之一。另外，节食减肥者一般对甜的东西敬而远之，但在日常工作中，我们的大脑在经过一段时间的精力集中后，会消耗很多糖分。此时若没有足够的糖分补充，也会引起我们认知能力的下降。

肥胖的人去减肥是对的，但是减肥方法要适度！

1. 循序渐进，避免快速减肥。节食减肥无非是想达成快速减肥的目的，但快速减肥不仅伤身，其反弹风险也大大增加。这就是我们常说的"瘦得越快，反弹越快"。短时间过度减肥，比如 10 天减 10kg、3 天减 5kg 等，前期是身体水分的流失，之后是肌肉、脂肪组织的减少，体重当然会减轻，但在体重反弹时却全是以脂肪的形态回到体内，所以复胖后一次比一次重，体脂肪量一次比一次高，而再次减重，却往往一次比一次难，形成恶性循环，得不偿失。

2. 对已经有厌食症倾向，或者患了厌食症，处在恢复期的人，由于他们长期未能正常进食，造成胃肠蠕动功能减弱，消化酶活性受抑制，因此，在开始进食时，饮食一定要以清淡、易消化食物为主，并避免选用易引起胀气的食物，如牛奶、干豆、坚果、生萝卜等。但要多选用一些富含蛋白质、无机盐和维生素的食物，如鱼、鸡、蛋、瘦肉、豆制品以及新鲜的蔬菜、水果等。

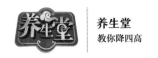

当心"厌食症"

厌食症又称神经性厌食（AN），指通过节食等手段，以刻意造成并维持体重明显低于正常标准为特征的一种进食障碍，属于心理疾病的范畴。厌食症最主要的特征是对体型和体重极度关注、强烈害怕体重增加、盲目追求苗条身材，常伴有营养不良、代谢及内分泌紊乱，如女性出现闭经等症状。严重的患者还会因极度营养不良而出现机体衰竭，从而危及生命。5%~15%的厌食症患者最后死于心脏并发症、多器官功能衰竭、继发感染，甚至是自杀。

厌食症高发于13~20岁的年轻女性，其发病的两个高峰期为13~14岁和17~20岁，30岁后发病的较为少见。厌食症的男女患病比例为1：10。

厌食症患者的并发症有很多，主要有营养不足导致的内分泌紊乱，如女孩子会停止发育、月经失调等；其次人体胃肠道功能也会发生紊乱，无法吸收营养物质。厌食症到了后期，有很多原因会导致死亡：如营养失调导致体内电解质失衡，缺钾，严重的会导致心脏骤停；还有厌食症患者身体抵抗力变得极差，一个感冒就可能引发全身感染，甚至导致死亡。

如果你出现以下7个症状中的几个甚至是全部，你就要小心自己是否患有厌食症了。

1. 对体型体重过分重视，并将之潜化为一种对自己的评价标准。极度恐惧肥胖，有强烈欲望要减轻体重。把减肥当成一种习惯，就算体重过轻，也依然惦记着减肥。

2. 吃得很少或只喝饮料，强迫自己拒绝进食、剧烈运动、服用泻药及利尿剂、自我催吐等。

3. 短期间内体重急剧减轻，使体重降至标准体重的75%~85%以下。

4. 通常仍维持正常的作息活动，并且否认饥饿及疲倦虚弱。

5. 有时也会出现贪食症的恶性循环，在短时间内吃下大量食物，然后用种种激烈的方法把食物排出体外。长期下来，造成肠胃功能衰竭，形成条件反射式呕吐，无法进食。

6.低血压、心跳减慢、掉发、骨质疏松、指甲脆弱、脸色苍白或蜡黄、畏寒、体质极差。

7.月经失调或停经。

健康自修课

找到适合自己的减肥运动

2 型糖尿病患者占糖尿病患者总数的 90%，而这其中又有高达 80% 的伴有肥胖或超重。对于肥胖的 2 型糖尿病患者来说，减肥也是一种治疗手段，体重减下来，胰岛素抵抗自然会有所减轻。为了达到减重的目的，患者一方面要限制饮食，尽量少吃热量高的东西；另一方面也要通过运动来增加热量的消耗。运动能够提高胰岛素的敏感性，它在治疗糖尿病的效果上，有时候甚至比降糖药还有用。

糖尿病患者可做的运动有很多，如散步、慢跑、快走、游泳等，其实，运动形式并不是最主要的，由于糖尿病的特殊性，最好以温和而持久的运动为主，在消耗能量达到减肥目的同时，又不损伤机体。

慢跑

长期、有规律的慢跑能够缓解糖尿病患者因焦虑等不良情绪所带来的生长激素、胰高血糖素、肾上腺素等激素的分泌过多，从而帮助控制血糖。有研究指出，如果中老年糖尿病患者能坚持慢跑 3 个月，空腹血糖、餐后血糖和糖化血红蛋白都可出现明显的下降。

慢跑能够减轻体重，这可以提高肥胖型糖尿病患者的脂肪和肌肉对胰岛素的敏感性，从而改善血糖情况。而且，长期坚持慢跑，还能通过肌肉运动

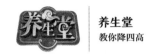

增加身体产能，加速脂肪的分解，能降低血脂，对于糖尿病伴随脑血管病患者也是大有裨益的。

慢跑宜选择在饭后 1 小时到 2 小时间进行，避开餐前及睡前的时间。在慢跑前至少要做 5 分钟的拉伸运动，之后持续慢跑 20~40 分钟。运动场所宜选择空气清新、宽敞舒适的地方，老年人在慢跑时最好有家人陪同。

快步走

快步走是很多糖尿病患者喜欢的运动方式。当人在快步走时，机体会大量燃烧血液中的葡萄糖，促进糖代谢并提高葡萄糖的利用率，从而降低血糖和尿糖。而且，对于糖尿病患者而言，快步走能有效保持下肢的血流量，所以可在一定程度上预防糖尿病足的发生。

在快步走时，要注意时间的控制。生理学的研究结果表明，快步走 5~10 分钟所消耗的血糖很少，所以降糖效果不明显。只有坚持 20 分钟以上，才能大量消耗血中的糖分，降糖效果才突出。不过，如果快步走时间超过了 40 分钟，身体就会开始消耗脂肪，虽然也有降糖效果，却不是最佳的状态。所以，建议糖尿病患者快步走时，最好每次能持续 20~30 分钟。

打乒乓球

有的糖尿病患者觉得慢跑和快步走太枯燥了，那不妨试试趣味性更强的打乒乓球。打乒乓球可以说是一项全身运动，不但上肢要不停地摆动，而且还对步伐有一定的要求，在不断移动的过程中，将有氧运动和力量训练结合在一起。随着锻炼的不断进行，身体对胰岛素也会变得更加敏感，能够逐步降低血糖水平。

同其他运动一样，打乒乓球也最好选择在餐后 1~2 小时进行，每次持续 30 分钟即可。需要注意的是，打乒乓球是一项双人运动，所以最好选择与自己旗鼓相当的对手，打球宜和缓进行，而且要保持一颗平常心，切勿争强好胜。

游泳

对于体重较重的患者而言，运动时对膝关节的压力比常人高，所以在做慢跑一类的运动时容易损伤关节，造成膝关节炎、踝关节肿痛等。为了避免这些问题，运动方式可改为游泳，游泳时膝盖、髋部受到的重力震荡非常小，而且全身的肌肉都能参与其中，是肥胖型糖尿病患者最好的运动方式。

在游泳前，最好能进行必要的医学检查，以排除冠心病、高血压等其他严重的并发症，不能盲目地认为游泳对身体好就下水锻炼，导致病情加重。游泳的时候，也不要空腹进行，以免出现低血糖的情况，可在饭后 30~60 分钟进行。

运动也要适量

很多人在运动减肥的过程中，会因为不能立刻见效而不断加大运动量。其实，运动之后脂肪是可以持续燃烧的。在美国，有人做过这样的实验：一个中年男性在跑步机上跑了 1 个小时，当时他只减掉了 19g 的脂肪，在之后的 24 小时里他正常地吃饭、工作、睡觉。第二天他再来检测脂肪消耗的情况时，却惊喜地发现脂肪又少了 49g，比之前运动时减掉的脂肪还要多。所以，当你完成了一个小时的快走运动，之后的 24 小时里你就不用再做运动了，哪怕你一直在睡觉，体内的脂肪也还会继续被消耗，你也在继续变瘦。

睡觉要保量

如果你睡对了时间，就可以让你的减肥效果加倍。法国国家卫生与医学研究所一项新的综合研究发现：减肥不一定要采用那些对有些人来说痛苦万

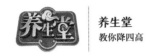

分的锻炼方法，用一种简单的每晚多睡一两个小时的方法就可以实现。

人体在睡觉的时候会自己分泌一种可以让人变瘦的物质——"瘦素"。顾名思义，"瘦素"就是一种可以让人变瘦的物质，主要起到抑制食欲的作用。瘦素少的人一定是比瘦素多的人吃得多，当然也更容易发胖。

睡眠时间低于6.5小时或高于8.5小时会导致体重增加，最能发挥"瘦素"作用的睡眠时间是8~8.5小时，而且最佳的入睡时间是晚上11点。这个睡眠时间听上去似乎有点老生常谈，但真正能做到的人其实很少，所以能睡出好身材的人也很少。

养生千金方

抓住最佳逆转期：会吃才能健康减重

别错过了最佳的糖尿病逆转期

有的朋友在单位体检时，发现血糖出现了明显的升高，被诊断为糖尿病。这之后他严格要求自己，每天进行体育锻炼和饮食控制，坚持了一段时间后，血糖就恢复正常了。这下他就放松警惕了，体育锻炼停止了，饮食也恢复到以前的样子了。

在这里需要提醒那些检查出高血糖、短时间又回归正常的朋友们，千万不要对糖尿病掉以轻心。

糖尿病在初发期其实有一个逆转期，也就是说，刚发现糖尿病时，其实仅仅是血糖的升高，而高血糖对脏器的损害是经过漫长时间形成的。如果能在这个时期进行干预治疗，把血糖控制好，不但可以减缓血糖对脏器的损害，甚至还有可能逆转糖尿病的进程。

但是我们也不能血糖一恢复正常就以为自己彻底摆脱了糖尿病。因为血糖的降低是饮食控制、体育锻炼及体重减轻等的共同结果，一旦放松，血糖很可能会再度高升。而且，早期的血糖升高不会有什么症状，因为那时候对心脏、肾脏的损害仅仅是开始，它的高度隐匿性容易使人放松警惕。若放置不管，血糖持续升高，就会进一步损害心血管系统，而且，这些损害是不可逆转的。

总而言之，一旦你被诊断为糖尿病或糖耐量降低，脑子里就要绷着那根弦，即便血糖已恢复正常，还是不能轻易放松对饮食和体重的控制。

健康减重的饮食原则

都说现代人生活水平不断提高，但营养和健康知识却依旧匮乏。无节制的饮食、熬夜，缺乏运动等问题造成肥胖者越来越多，而且呈年轻化趋势。从健康的标准来说：男性正常体脂率是 10%~20%，女性是 18%~28%。但现在即便是年轻人，很多也早就超过这个标准了。

不少研究发现：肥胖多是从"管不住嘴，迈不开腿"开始的，也就是医生常说的"吃动不平衡"。每天摄入的能量超过消耗的能量，多余的能量消耗不完，就会转化成脂肪，堆积在人体的不同部位。相对来说，"吃"又比"动"更重要一些。因为我们日常摄入的食物会给身体带来直接影响：是胖还是瘦，是健康活力还是疾病缠身，都取决于你吃什么，怎么吃。

对于肥胖型糖尿病患者而言，在减肥时控制热量的总摄入是正确的，但每天饮食的总热量至少为 3347.2kJ。饮食上还要保证碳水化合物、蛋白质、脂肪的合理搭配，以满足身体的需要。其中，这三类营养物质的占比为：碳水化合物占 55%~60%，脂肪占 25%~30%，蛋白质占 15%~20%。

这三类营养物质本身供应的热量是不一样的。试验证明，每克糖类碳水化合物可以产生 17~18kJ 的热量，每克蛋白质可以产生约 18kJ 的热量，而每克脂肪可以产生约 39.5kJ 的热量。考虑到食物在体内的消化率和能量转

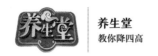

化系数的因素，我们可以简单记为：每克碳水化合物和蛋白质所提供的热量约为17kJ，脂肪约为40kJ。

以每日3347.2kJ热量为例，制作一份食谱。先判断以上三类营养素在总热量中的百分比，如碳水化合物大概占50%，蛋白质与脂肪大概各占25%。

碳水化合物提供1673.6kJ的热量，即大于100g的碳水化合物，50g粮食里含有40g的糖类物质，摄取100g的碳水化物大约就是相当于吃125g的粮食，当然吃150g也没问题。这是一个极低热量的饮食，起码保证我们每一顿饭有将近50g的主食，一天三顿饭就是大约150g的量。

蛋白质提供836.8kJ的热量，即约50g的蛋白质，50g瘦肉含蛋白质15~20g，这样50g的蛋白质就需要约150g瘦肉，平均到每顿饭就是50g的肉。瘦肉中的脂肪再加上炒菜用的油，差不多也达到了每日的脂肪需求量。

当然，具体制定的食谱在此基础上可以再加点蔬菜等富含膳食纤维的低热量食物。还要注意的是，3347.2kJ是极低的热量要求，肥胖型糖尿病患者可以把每日的热量需求定到3347.2~4184.0kJ。这样的饮食方法，既能减肥，又没有引发代谢紊乱的风险，也不会引起酸中毒，更加安全。

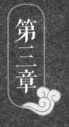

第三章

控糖妙招：
学会这几招就够了！

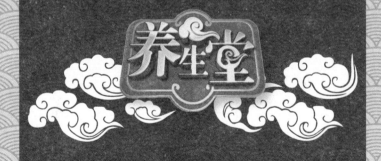

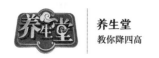

糖尿病
全程"狙击"攻略

很多人存在侥幸心理，认为糖尿病离自己还远。其实，我国糖尿病前期的发病率已经非常高，根据2013年发布的《中国成人糖尿病流行与控制现状》显示：我国糖尿病前期的发病率高达 50%。防糖治糖刻不容缓！糖尿病前期并不能明确体现在体检数值上，它需要辅以一些特殊身体信号才能被确认。因此，千万不要只相信"纸面上的健康"，我们需要多加留心自己的身体变化，并通过科学的饮食方式进行长期而稳定的调养。

健康候诊室

你是糖尿病的"潜在客户"吗？

悦悦："今天来的专家团十分庞大，但他们都是为了一位患者来的，什么样的患者，什么样的病需要如此兴师动众呢？"

倪青："这位患者很奇葩，他是带着白酒来住院的。"

悦悦："白酒？这是嗜酒如命啊！"

倪青："是的，他说自己每天喝 2L 白酒，雷打不动的。"

悦悦："我的天！这么喝人能吃得消吗？那他具体都得了哪些病呢？"

简立："首先是眼睛的问题，他就是因为肝不舒服、眼睛也看不清才来医院的。检查后我们发现，他的眼底有很多小片的出血，看起来不像单纯的眼部疾病，而是一种全身性的疾病。"

悦悦："全身性的？这听起来就很吓人了，难怪今天来了这么多位会诊医生。"

耿树军："是的，我是外科医生，他不仅眼睛有问题，足部还有溃烂，而且是属于久不愈合的那种，和一般溃烂患者不一样。"

悦悦："那他的问题究竟是什么呢？"

倪青："是糖尿病！他后来做了血常规一看，血糖高达 19.1 mmol/L，我们就赶紧安排他住院了。"

悦悦："原来又是糖尿病惹的祸！仝院长，我国糖尿病问题是不是已经十分严重了？"

仝小林："是的，2013 年发布的《中国成人糖尿病流行与控制现状》显示，我国糖尿病前期的发病率高达 50%！就是说，10 个人里至少有 5 个人都属于糖尿病前期。"

悦悦："天哪！就是说每两个人里就有一个是糖尿病前期？中国一半以上的人都是糖尿病患者的'后备军'？"

仝小林："没错！糖尿病前期并不是真正的糖尿病，但已经是走在路上了，而路的终点，正是糖尿病。这些处于糖尿病前期的人就是糖尿病大军的'后备军'，尤其是 35 岁以上的人群，这样的人特别多。像这位一样，等到被各种糖尿病并发症折磨到住院的人不在少数。"

名医会诊

仝小林 ┃ 中国中医科学院广安门医院副院长，中国中医科学院首席研究员

倪 青 ┃ 中国中医科学院广安门医院内分泌科主任医师

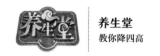

糖尿病前期征兆早发现

糖尿病的确诊主要凭借医院检测的专项指标，但糖尿病前期却是可以从我们自己能够察觉到的身体变化里找到端倪的。这个时候，虽然患者还没有明显的糖尿病症状，但他们身体内部的一些微血管已经发生病变了，这会在身体上透露出至少三种主要的"危险征兆"。

第一种征兆是颈围逐渐增大，因为颈围可以帮助我们了解上半身的脂肪分布状况。目前在临床上，我们将男性颈围 ≥ 38cm、女性颈围 ≥ 35cm 作为临界标值，同时将男性颈围 ≥ 39cm、女性颈围 ≥ 35cm 作为代谢综合征的临界标值。一旦我们发现自己的颈围逐渐增大，甚至超过临界标值，就要担心自己是否有代谢综合征，尤其是糖尿病的风险了。

第二种征兆是假性黑棘皮病的出现。近年来，我国肥胖儿童的数量逐渐增多，随之增加的是儿童假性黑棘皮病发病率。假性黑棘皮病是人体胰岛素过多的表现之一。我们知道，糖尿病是由胰岛素缺乏引起的，但在糖尿病的早期和前期，相当多的患者体内的胰岛素水平反而是很高的。这是因为他们体内原有的胰岛素作用不够，需要更多的胰岛素才能够把血糖控制在正常范围。胰岛素过多，便造成了皮肤的改变：脖子周围出现了一圈黑的，就像洗不干净的污垢一样，这便是假性黑棘皮病，这在脖子后面和腋下的皱褶处最为明显。

第三种征兆是餐前出现低血糖症状。很多人只关注高血糖的发病信号，却忽视了低血糖的一些征兆，低血糖的症状包括心慌、手抖、出汗、四肢无力、头晕等。我们都知道，出现低血糖时要赶紧吃点东西平衡一下，但低血糖本身却不是"饿出来"的，而是"吃出来"的。正常人即便空腹、不吃早饭等，也不会在午饭前出现低血糖。而处于糖尿病前期的患者，在不控制饮食的情况下，饭后的 3~4 个小时，体内胰岛素的分泌达到高峰值，而此时我们的血糖由于消化的关系已经不是很高了，但多分泌的胰岛素却依然会"兢兢业业"地工作，不断地降糖，这就导致了餐前低血糖的出现。

如果你发现自己出现了上述三种征兆中的一种，甚至几种，就要密切注意自己是否有糖尿病前期的可能了。另外，有一些人即便没有上述征兆，其处于糖尿病前期的风险也比正常人高。他们分别为：①有糖尿病家族史或心血管病史的人；②高血压、高脂血症患者；③有妊娠糖尿病病史的女性；④生产的婴儿体重超过 4kg 的女性。

当然，这些只是一些疑似信号，真正能帮我们确诊糖尿病的标准还是空腹血糖值。正常人的空腹血糖值是 3.9~6.1mmol/L；如果空腹血糖值＞ 6.1mmol/L且＜ 7.0mmol/L，则是空腹血糖受损；如果两次的空腹血糖值都≥ 7.0mmol/L，则考虑为糖尿病，此时医生会建议我们复查空腹血糖值和糖耐量试验。如果随机血糖值≥ 11.1mmol/L，可确诊为糖尿病。

不过，针对处于糖尿病前期的人而言，空腹血糖值的标准应该更严苛一些，真正的安全值应该控制在 5.6mmol/L 以内，而且这个值还要根据患者历年的数值变化来综合判断。如果空腹血糖值呈逐年增高的趋势，比如今年是3.9mmol/L，第二年是 4.1mmol/L，第三年是 4.4mmol/L，这也要提高警惕，并对身体及时进行调理！

健康自修课

糖尿病的自我调理细节

小心糖尿病皮肤病变

糖尿病皮肤病变最常见的问题就是皮肤瘙痒。也许不少人会觉得瘙痒很常见，并不是很严重。的确，皮肤偶尔痒一下，用手抓两下就能缓解。但如果一晚上痒上几个小时，怎么挠都不管用，那就要小心了，因为这很可能是

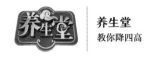
糖尿病皮肤病变引起的。

至少有 1/3 的糖尿病患者都有较为明显的皮肤瘙痒，这是为什么呢？原来，糖尿病是一种代谢性疾病，很容易影响到末梢神经，产生皮肤的异样感，如瘙痒。同时，糖尿病患者多尿，易脱水，所以皮肤经常干燥，这也是糖尿病引起皮肤瘙痒的原因之一。

早期糖尿病患者的瘙痒还算可以接受，它分为全身性和局部性，多发生于肛门和会阴部周围。因为这里皮肤褶皱较多，温度、湿度较高，加上高血糖，就会引起菌群失调，形成瘙痒。等到中后期，一晚上痒几个小时，控制力差的人就会一直挠、一直挠，其痛苦可想而知。

糖尿病皮肤病变除了会造成瘙痒外，还会"留疤"。这是因为皮肤的微血管总是在糖浓度高的血液中"浸泡"，时间久了就会被侵蚀，受到损害，当受到磕碰、外伤时，容易发生破裂，出现色素沉着，仿佛留下一道疤。

约有 1/3 的糖尿病患者会发生糖尿病皮肤病变，而且还会随着病情的发展而变得严重，如果你发现自己有皮肤瘙痒、指甲周围发红，或者长湿疹，出现真菌感染等情况，一定要引起重视，及时治疗。

平稳血糖，保护眼睛

都说眼睛是心灵的窗户，其实它也是人体健康的镜子，一些眼部症状有可能是全身性疾病的"冰山一角"。例如视力无缘无故下降，眼前飘黑影、看不清，都有可能是糖尿病在"捣乱"。一般患有糖尿病 10 年以后，患者会逐渐出现视网膜病变，也就是糖尿病眼部疾病，如眼底出血、糖尿病性白内障、糖尿病性葡萄膜炎、眼神经麻痹、干眼症等，严重的甚至可能导致失明。

糖尿病眼部疾病的发生和发展是一个漫长的过程，而且是隐匿进行的，患者不觉得疼也不觉得痒，直到出现视物模糊或眼底出血，甚至接近失明才去就诊。这时，眼部疾病已经很严重，几乎不可逆。所以，为了避免这种情况的发生，我们要防微杜渐，早发现早治疗。

那么，如何才能做到防微杜渐呢？一是发现自己患有糖尿病后，立即进行一次全面的眼科检查，没有眼部疾病的要定期检查，已经出现眼部疾病的应及时治疗和定期复查；二是在检查间隔时，一旦发现自己视力下降，或出现重影，看标志、阅读时很吃力，一定要及时去医院寻求专业检查和治疗；三是控制血糖，高血糖是眼部病变的"根源"，控制好血糖对防治眼部疾病有重大意义。

需要注意的是，有的人没有严格控糖，血糖忽高忽低，这种人眼部的血管壁更容易受到损伤，发生眼部疾病。因为血糖反复波动，可使血管遭受到井喷式的冲击，更容易破裂。所以患者被确诊为糖尿病以后，最重要的就是遵医嘱服用药物，控制日常饮食，稳定血糖。

穿对鞋袜，保护双脚

糖尿病患者要格外讲究鞋袜的穿着，因为不合适的鞋袜极有可能会磨损我们足部的皮肤，或者勒住腿脚，影响血液循环。那么，糖尿病患者穿鞋袜有哪些讲究呢？

先从袜子说起，尽量不要选择花纹多的袜子。因为花纹多的袜子，内里通常会有很多线头，会在脚上磨来磨去，硌来硌去，把皮肤弄破。如果买不到里边织得特别平坦的袜子，可以把袜子翻过来穿，不过需要注意的是，如果穿的鞋比较紧，也容易把脚硌破。另外，如果袜子的口非常紧，会影响到下肢的血液循环，这时可以在袜口剪一个豁口，问题也就迎刃而解了。

再看看鞋，不要选做工粗糙的鞋，尤其是内里缝合接口粗糙的，会很硌足背的皮肤。同时避免穿尖头鞋，尤其是有拇指外翻的糖尿病患者，他们穿尖头鞋时，鞋会随着脚的形状而变形，这样很容易磨破皮肤。另外，最好选

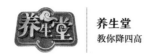

有系带或者带扣袢的鞋，因为这一类鞋能帮助我们把脚固定。

最后，穿鞋这个动作也是有学问的。生活中大部分人穿鞋时不解鞋带，直接把脚穿进去，然后拉上脚后跟，这种穿法很方便，但也很容易使脚指头被压住或硌破。正确的穿鞋方法是什么样的呢？首先，一定要解开鞋带；然后用手摸一摸鞋里面有没有石子等异物，磕一磕，抖一抖；把鞋子里面清理干净后，再摸一摸有没有线头、突出的地方或者其他易致脚破损的地方；检查确认鞋内干净、没有任何硌脚物之后，再把脚伸进去。穿鞋的时候还要注意，脚伸进去以后脚跟要磕地，整体平踩地面，不要离地，再把鞋带按照需求系紧，这样才能既把脚固定在鞋子里，又不至于过紧。

脚气，你治对了吗？

糖尿病患者比正常人更容易遭逢真菌感染，尤其是我们常说的脚气病。脚气病急性发作时，皮肤上会出现水疱，水疱溃破后会有大量渗水，这时很多人会陷入两个处理误区。

第一个误区就是在脚趾缝里塞上卫生纸，夹得紧紧的，把纸取下来时还会有纸粘在上面。其实，当有水液大量渗出时，一定要保持破溃处局部通风干燥，这样破溃口才容易好。而在脚趾缝里紧紧地夹纸，很不透气，脚气病就不容易好。正确的做法是把纸夹得稍微往上一些，使脚趾根部露出来，通风透气。

第二个误区是大部分人一看渗水厉害，就立马涂很多药膏在上面，或者撒上药粉。虽然用药后渗水看着是变少了，但这只是表面现象，里边的渗水还很严重，这也就是脚气病用药后仍然反复发作的原因。对于这种情况，可以用一种清热利湿的中药：明矾。明矾性寒、味酸涩，具有较强的收敛作用，还能解毒杀虫，燥湿止痒。每次取几克明矾熬水，然后用来泡脚，里面、外面的渗水很快就会干掉。

需要注意的是，如果脚气一直控制不好，就要及时到医院检查，因为长期的真菌感染有可能会进一步发展，出现皮肤破损、溃烂、流脓，或更严重的病变。

养生千金方

神奇三七粉，防治糖尿病并发症

中医将糖尿病称为糖络病，这里的络，正是经络的络。糖尿病并发症总体上可分为大血管并发症和微血管并发症两类。其中，大血管并发症以心血管病变居多，多发生于病程较长的老年人，具体表现为高血压性心脏病、冠心病、脑血栓、动脉粥样硬化等。而微血管相当于中医的络脉，尤其是络脉的细小分支：孙络。它是全身性的，因此微血管并发症造成的危害通常是广泛的，包括糖尿病性视网膜病变、糖尿病性神经系统病变、糖尿病性心肌病、糖尿病肾病等。

如果络脉发生了阻塞，就叫络阻。而中医之所以将糖尿病称为糖络病，就是因为糖尿病通常和气血流通不畅相关，多伴随气血瘀滞。而且，大量临床治疗案例表明，在治疗糖尿病的同时，积极使用具有良好活血通络功效的药物，对糖尿病前期以及早中期病程进行干预，对微血管并发症的预防具有十分显著的功效。

因此，要想全面地预防糖尿病并发症，除了盯住糖，还要关注络。从发现糖尿病那天开始，就要预防络病的出现。有一个简单的方子可以作为我们的好帮手，那就是三七粉。三七长得像姜，功效却大有不同。它具有活血化瘀的功效，可软化、扩张血管，改善血液黏稠，是预防糖尿病心脑血管并发症的好帮手。

三七是一味神奇的药材，中医在多年实践经验中发现：三七既能活血，

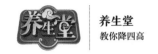
又能止血，可以"双向调节"。先说活血，医生都管三七叫"血管清道夫"，因为它对聚集的血小板、形成的血栓，包括对一些血脂都有不错的清除作用。这主要是因为从三七中提取的活性有效成分"三七总皂苷"具有活血化瘀的作用。同时，三七中还含有一种特殊的氨基酸，叫作三七素，它有很好的止血效果。所以三七可以双向调节：既能活血，又能止血。三七还有一个很大的妙处：免疫调节。它能使过高或过低的免疫反应恢复到正常水平，防止炎症的发生，对于容易出现炎症反应的糖尿病患者来说，三七无疑是个宝！

那么，怎样用三七粉来防治糖尿病并发症呢？这要"对症用药"——糖尿病前期，没有并发症时，每天服用1.5g三七粉，分1次或2次服完，用温开水冲服；如果出现了并发症，每天服用3g三七粉，分2次，早晚冲服。

需要注意的是，三七虽好，但也不能完全依赖它！如果病情比较严重，还是应以专业医生的治疗和医嘱为准。

学会控糖经验方，
从此不惧糖尿病

随着经济水平和生活水平的大幅提高，现在我国已经成为排名全球第一的糖尿病大国。据估计，平均每分钟就会增加 10 例糖尿病患者，而这个数字可能还在逐年递增。所以，糖尿病的防治已经成为一个非常重要的问题。专家提醒，湿热体质和气阴两虚的人更容易患上糖尿病，这类人在生活中更要注意饮食上的调理。

健康候诊室

糖尿病患者的重中之重：控制饮食

刘婧："今天有幸请来了韩老和王老，我一定要请二位吃大餐，任由二位点菜，你们想吃什么都可以，大厨候着呢。"

王振海："我爱吃西红柿拌糖、萝卜拌糖，还要拔丝红薯。"

刘婧："王老吃的相对素一点，一个人三个菜我觉得可以了，韩老到您了，您吃什么？"

韩峰："红烧肉、排骨、手抓羊肉。"

刘婧："通过点菜我发现，王老特别喜欢吃甜的，韩老特别喜欢吃肉。"

王振海："确实。以前生活比较艰苦的时候，一般发糖票，每个月发二

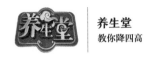

两，买了糖后，我基本上一次就吃完了。当然，现在我不敢多吃了，因为甜食吃多了会有糖尿病，尽管依然爱吃甜食，但会限量。"

韩峰："我爱吃肉，其实得追溯到大学时代。当时我特别瘦，肚子里没有油水，营养不够，非常瘦弱。参加工作后，随着生活水平的提高，餐桌上出现了比较多的肉食，不知不觉就吃多了。吃多了以后，身体逐渐出现了肥胖、脂肪肝等很多问题。检查出问题后，我就开始注意调控饮食。"

王振海："现在甜的东西我还是爱吃，但是因为有糖尿病，不敢多吃了，其实糖尿病也并非什么都不能吃，主要是控制进食量，吃两口解解馋就行。"

韩峰："他自从得了糖尿病以后，已经很注意了。比如，在面包的选择上，会吃低糖的全麦面包，它的碳水化合物的含量只有37%；买饮料时，尽量买无糖或低糖的，碳水化合物的含量一般在6%以下；如果要吃水果，也是选择含糖量少的。因为我也有一些'三高'的症状，所以我们俩就制定了一日三餐的合理配餐表。"

刘婧："我听说为了控制王老的摄糖量，现在家里的所有财政大权，都掌握在韩老您的手中。"

韩峰："其实，这是一个玩笑，我只是起到一个提醒和监督的作用。比如，吃饭时凡是含糖量高的，就让他少吃或不吃，如果是肉食，他也同样监督我。我们俩互相提醒，所以饮食上控制得还可以。"

名医会诊

王振海 | 北京中医药大学东方医院原院长，中华中医药学会内科委员会委员

韩　峰 | 北京中医药大学教授

益气养阴方，帮你调理体质、降血糖

近年来，我国糖尿病的发病率有逐年增高的趋势。很多人会奇怪，为什么现在得糖尿病的人越来越多？回想起来，在改革开放之前，尤其是在国家

经济困难时期，全国都没多少糖尿病患者。那时候的生活比较艰苦，吃得少，摄入的能量就很少。而现在生活水平提高了，餐桌上随处可见大鱼大肉，营养过剩或不平衡的现象也越来越多了。

《黄帝内经》上有一句话叫"膏粱之变，足生大丁"，意思是经常食用肥甘厚腻之物，脚上容易生大的疔疮。这句话其实跟糖尿病的病因病机很有关系，糖尿病后期为什么会出现皮肤溃疡，与一些不良饮食习惯是有关系的。

易患糖尿病人群：湿热体质、气阴两虚者

那什么体质的人更容易得糖尿病呢？首先是湿热体质的人，如果加上饮食失节、营养过剩就容易患上糖尿病了。通俗来讲，人体消化不了的过剩的营养和能量，积在身体内，会在血里化生成两种东西：一种就是血脂，也就是中医说的痰浊异物；另一种是葡萄糖，化为葡萄糖后血糖就升高了，糖尿病就这么来了。

如果病情进一步发展，则湿热困脾，影响脾的运化功能，致使脾气不足，人体越来越虚，造成气虚。热会伤津耗液，造成津液亏虚。不但伤气，还会伤阴，最后造成气阴两虚。

那么气阴两虚会有哪些症状表现呢？

一般气虚会表现为疲乏无力，气短懒言。而阴虚时会觉得口干舌燥，而且到了这个阶段的患者常有肝肾阴虚，所以还会出现头晕耳鸣、腰膝酸软、心烦失眠等症状。观察舌象会发现，舌红少津。如果阴虚严重到一定程度，还会出现镜面舌，即舌质会特别红，看起来很光亮，一点舌苔也没有。

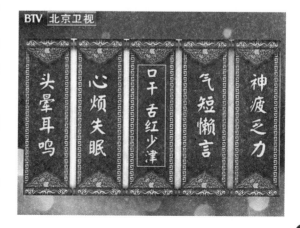

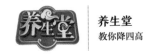
益气养阴方，有效控血糖

如果发现自己有气阴两虚的症状，该怎么办呢？在这里要介绍一个王振海医生和韩峰医生带来的"大方子"。

这个方子是王老的控糖经验方，也是他吃了 22 年的经验方。好了，现在就让我们一起来揭开这个"大方子"的神秘面纱吧。

这个经验方主要由生黄芪、枸杞、葛根、翻白草、绞股蓝、丹参组成。

这个方子的功效可以归为四个字：益气养阴。起到益气作用的主要是生黄芪，它既能补气，也能调节免疫功能。临床上治疗糖尿病时，经常会用到黄芪，而且是重用，用量常在 30g 以上。用生黄芪基本不上火，有人吃黄芪上火，可能是配伍不好造成的。

枸杞能滋阴，平补肝肾。虽然枸杞吃起来有点甜，但是经过药物研究，发现它其实有降糖的作用。

葛根可解肌退热、生津止渴，除此之外，它还有扩张血管、治疗心脑血管病以及降压的作用。因为葛根能生津止渴，所以在糖尿病的治疗中，也经常用到它。

还有翻白草和绞股蓝，它们既能降血糖又能降血压，也是治疗糖尿病的常用药。

最后一味药是丹参。在中医临床经验中有这样一句话："一味丹参散，功同四物汤"。所以，丹参基本可以起到活血又养血的作用，养血其实也有点滋阴的意思，因为血也属于阴。丹参作用很广，它还有活血化瘀，改善微循环的功效，用以治疗冠心病、脑血管病等。为何糖尿病的治疗会用到这味药呢？主要是因为糖尿病往往是慢性病，慢性病容易造成血瘀，所以用它可以预防糖尿病的并发症，同时也能调理气阴两虚的状况。

需要提醒大家的是，中医讲究个体化治疗，一人一方，所以这里并没有给出具体的克数。对于属于气阴两虚的糖尿病患者，建议咨询相关的中医医生，辨证地给出适合自己的剂量，如此才更健康、更安全。

健康自修课

科学安排一日生活作息

糖尿病是一种慢性病，既然是慢性病，我们就要做好与之长期相处的准备。对于糖尿病患者而言，控制好血糖的关键是养成良好的生活习惯，只有长久坚持健康的生活习惯，才能真正有效地控制血糖，管理好身体的各项指标。

在此，我们总结了王振海医生和韩峰医生的一日饮食起居安排，希望能给大家一个借鉴，每个人都可以按照各自的情况制定一份属于自己的饮食起居安排表，并持之以恒地严格地执行下去。

早晨

5：30 起床。

6：00 吃早餐。早餐吃 75g 含糖量低的全麦面包，大概是一片半。吃一个水煮鸡蛋，喝 250ml 的牛奶。

6：40~7：10 晨练。如果天气好，就在外面散散步，大概是半小时。

中午

12：00 午餐。主食为 100g 的米饭或面条，菜为一荤一素。吃完午餐后，喝 100ml 酸奶，选择低糖或者无糖的酸奶。需要注意的是，酸奶不要空腹喝。

13：00~14：00 午休。午休后，还可以吃一点含糖量较低的水果。而且吃水果也是有限量的，比如比较大的苹果，常常只吃半个，之后还会再吃几颗坚果。

晚上

18：00 晚餐。晚餐常吃红薯或玉米，而且也会喝粥，喝得比较多的是

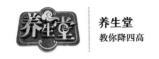
燕麦苦荞粥。

19：00~20：00 锻炼。跟早晨一样，如果天气好就会出去散散步，天气不好就在家里的跑步机上走走。

虽然糖尿病治疗起来很难，而且容易出现并发症，但是如果我们能科学安排好饮食和生活作息，并且注意严格执行，那么，与糖尿病和平共处也不再是一件难事。

养生·千金方

控糖"三宝"，防治糖尿病

控糖一宝：苦荞茶

王振海医生随身都会带着一个小茶包，几乎每天都会喝上一杯特制茶饮，这种茶就是苦荞茶。苦荞被誉为"五谷之王"，作茶饮时不仅味道清香，而且还具有三降功能：降糖、降脂、降压。

苦荞可分为黄苦荞和黑苦荞两种。黄苦荞一般生长在海拔 1500m 以上的高寒地区，而黑苦荞则生长在海拔 2500m 以上的高寒地区，二者的外貌不一样，顾名思义，黄苦荞的外壳为黄灰色，黑苦荞的外壳为黑色。两种苦荞的功效基本一致，只是黑苦荞的营养价值更高，当然价格也会更贵，有"黑珍珠"之称。

如果你需要经常喝苦荞茶，建议直接用普通的黄苦荞即可。制作苦荞茶也很简单，每天取 5~6g 苦荞放入杯中，加热水浸泡即可，一杯茶可反复冲泡，最后苦荞泡软了，也可以直接吃掉。

值得注意的是，苦荞偏凉，所以胃寒的人只能喝少量。而且，不要空腹喝，因其有降糖作用，空腹饮用后可能会导致低血糖。

控糖二宝：葛根粉

葛根是植物葛的根茎，它性味甘凉，食用后口也不渴，而且有点降糖的作用。如果你家里有葛根，可以将其研碎成粉冲水喝，或者与苦荞一起煮粥。

用作保健时，葛根粉每天食用量不宜超过 30g。因为葛根毕竟是个凉性的药物，所以脾胃虚寒者要少用一点。

控糖三宝：燕麦苦荞粥

燕麦苦荞粥不仅适合广大的糖尿病患者，对于高血压、高血脂的患者也同样适用，可以说是为"三高人群"量身定制的一款养生粥了。

苦荞的作用我们刚才也提到过，它是一个"三降"食品，有"五谷之王"的美誉。燕麦同样也可以降血压、降血糖、降血脂。而且，这两样都可通便，有一定的减肥作用，同时还有调节免疫、增强抵抗力、防癌抗癌的功效，并能益寿延年。重要的是，燕麦苦荞粥吃起来味道不错，香甜好喝，所以在王振海和韩峰医生的餐桌上经常能看到它的身影。

燕麦苦荞粥做起来省时又方便。先在锅中加水，将它置于火上，之后放入 2 勺苦荞，6 勺燕麦，开锅后煮 5 分钟就可以了。勺子就用家中普通的白色瓷勺即可，保证苦荞与燕麦的比例为 1：3，具体用量可依人数的多少再调整。

同样的，如果是脾胃虚寒者，即平时经常拉肚子的人，要少喝一点。对于便秘者，这款粥则是非常适合的，能帮助排便，还有一定的减肥作用。最后需要注意的是，现在除了传统"三高"，还有"第四高"：高尿酸血症。有一种说法是粗粮中的嘌呤含量高于细粮，有一些人说自己常吃燕麦片（与燕麦不同，是由燕麦粒制成的），结果有了痛风症状，这种说法虽未经证实，但值得我们警惕，因此，如果有高尿酸的问题，大家应咨询专业医生自己是否可以食用燕麦苦荞粥。

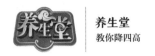

轻松减重降血糖

牛奶的妙用

美国田纳西大学营养学院早在 10 年前就做了一个试验：让一组男性在其他生活规律不变的情况下每天喝两杯牛奶，一段时间后，发现他们每人的体重平均减轻了 5kg。

牛奶可以减肥的原理就是因为它含有"钙"。当人体内钙含量较低时，就会分泌一种叫"钙三醇"的激素，它能促进脂肪的生成和贮藏。如果你食用富含钙质的奶制品，这种激素受到抑制，就会使你身体生成的脂肪量减少，同时提高脂肪代谢速度，达到减肥的目的。

当然，牛奶喝对了才能起到减肥的作用。成年人每天需要的钙摄入量是 800~1000mg，一瓶 250ml 的牛奶里含钙量大约是 300mg，喝两瓶就可以补充 600mg 的钙，再加上我们平时吃的食物里面也含有一些钙质，就足以满足人体的需要了。但要强调一点，两袋牛奶最好是早晚分开喝，这样钙更容易被吸收。而且如果从减肥的角度考虑，选择低脂或是脱脂的牛奶更好。

试验证明，只有乳品里的钙最能发挥加快脂肪代谢的作用，而且通过牛奶摄入的钙的作用比通过其他途径摄入的钙更强。不仅如此，牛奶里还有其他可以减肥的成分，比如乳清蛋白，它可以刺激肌肉组织的生长，这个过程也正是燃烧脂肪的过程，所以通过喝牛奶减肥的效果不是一般补钙的食物或是单纯地吃钙片可以比的。

别小瞧魔芋

有一样食物，也是在正常饮食的情况下，多吃了它以后可以让减肥的效果更明显，那就是魔芋。很多人都以为魔芋里含有很多的淀粉，其实不是。魔芋是一种植物，它所含的热量几乎为"零"，而且不含胆固醇，是一种低热量、低脂肪、低糖的优质膳食纤维食品。

魔芋里含有一种特殊的物质，叫"葡甘露聚糖"，它是一种天然的可溶性膳食纤维。而我们一般吃的蔬菜中所含的是不可溶性纤维，它是不能被人体吸收的，主要作用是填充胃肠道，刺激肠道蠕动，减少体内垃圾在肠道里待的时间，加速排泄。但可溶性纤维是可以被人体吸收的，它可以参与人体血液和体液的循环，"抓住"里面的脂肪和糖分，减少和缓解人体对这两种物质的吸收。可溶性纤维还有一个特点就是吸水膨胀，体积可增大几十倍，能使人产生饱腹感，减少对其他食物的摄入量，起到减肥的作用。

来点开心果

开心果是坚果里含热量最低、含脂肪量最少、含纤维最高的坚果之一。开心果里有种物质叫油酸。油酸是一种单不饱和脂肪，它使我们在吃过饭之后可以保持较长时间的饱腹感，通过抑制你的食欲来达到减肥的效果，是名副其实的"瘦身坚果"。每天吃上30颗左右，不仅不用担心发胖，还有助于控制体重。

需要强调一点，只有没有经过漂白，自然开口的开心果才能保证里面的有效成分不被破坏，吃了以后才能达到减肥效果。成熟的开心果外壳会自动裂开，如果没有长熟，加工商会用外力将其夹开，我们如果仔细观察就会发现这样的果实的果壳开口边缘往往会弯曲不齐。大家可以试着把购买到的开心果壳合拢，如果能完全闭合或者只剩一小条缝，则是人工开口的，自然开口的常常是裂开一大条缝，完全合不拢。另外，开心果果仁的颜色是绿色的，要比黄色的更新鲜，如果购买的开心果很多都有走油变味的现象，那就是放得太久了，一定不要买。开心果的果壳一般是淡黄色的，如果是白色的，那就是用过氧化氢漂过的，也不宜购买。

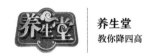
糖尿病"祸从口入"，
怎么吃是关键

糖尿病是因人体胰岛素缺乏或胰岛素不能有效发挥作用而导致的一种终身性疾病，它以血糖、尿糖升高为特点，常通过慢性并发症将人致残、致死，被称为"甜蜜的杀手"。目前，糖尿病已被发达国家列为继心血管疾病及肿瘤之后的第三大疾病，在全世界的发病率逐年增高。糖尿病很大程度上是由不良饮食习惯造成的，尤其是在老年群体中常会出现盲目滋补的现象。只有破除错误的滋补观念，合理地搭配饮食，才能有效预防糖尿病、缓解糖尿病患者的症状，促使老年群体健康延年。

健康候诊室

糖尿病有多可怕？

一玲："今天我们有幸请到了著名演员方子哥老师，听说他在 10 年前一次偶然的验血中查出了糖尿病，具体是怎么回事呢？"

方子哥："那时我是陪着爱人去看病，由于等待的时间比较长，爱人说我闲着也是闲着，不如去验一下血吧，结果一验发现血糖特别高。"

一玲："幸亏您当时凑了这个热闹，及时发现了糖尿病。"

方子哥："是的，那次我测出的空腹血糖值是 12.7mmol/L，我听说只要这个数值大于 7，就基本可以诊断为糖尿病了，我都到 12 了，肯定是糖尿病没错了！"

一玲："您本来是不是觉得自己不可能有糖尿病？"

方子哥："是啊，因为我当时完全没有感觉，就觉得身体挺好的，平时喜欢打篮球，还经常拍戏，正是精力旺盛的时候。唯独有一点，就是我在拍戏期间经常觉得口渴，于是我就让我的助理去买绿茶，甜的，这种饮料越喝越渴，越渴越喝，就形成了恶性循环。"

一玲："现在回忆起来，那也是一种症状啊。"

李全民："实际上，很多糖尿病患者都是没有明显症状的，他们都是像方老师这样体检时发现的。因为通常情况下，人的血糖值到十几以后才会有症状，但是诊断标准是多少？空腹血糖值只要大于 7 就基本可以确诊了，所以当患者的空腹血糖值是 7、8、9、10 这几个数值时，尽管没有明显症状，也已经是糖尿病了。"

方子哥："我也是庆幸自己当时做了这个检测，及时进行了治疗，因为我知道糖尿病严重起来是会致命的。我的父亲就有糖尿病，后来得了糖尿病足，还截肢了，最后也是因为这个病走的。但当时我对糖尿病不是特别了解，而且觉得它不会遗传，所以自己就没有注意。"

一玲："我听说糖尿病本身不算可怕，但它的并发症特别害人！"

李全民："是的，很多患者得了糖尿病之后有两个感觉，第一个就是觉得这个病除不了根，第二个就是并发症比较多，而且都很危险。据统计，糖尿病的并发症高达 100 多种，是我们医学界目前已知的并发症最多的一种疾病。急性心梗、脑卒中、糖尿病足、肾衰、尿毒症等严重疾病都是它的并发症。不过我们要是及时进行调治，那情况就会好很多。下图是采取干预措施的情况下，美国这 20 年来糖尿病并发症发病率的情况表。这个图表显示，经过及时干预后，糖尿病各种并发症的发病率都有了较为明显的下降。"

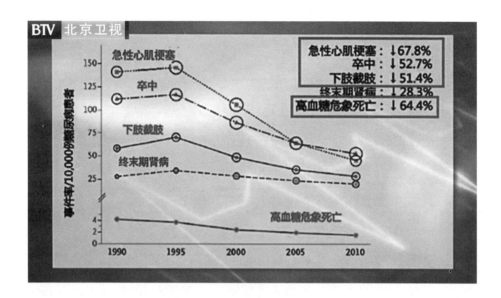

一玲："看来早发现、早治疗是一个颠扑不破的道理！希望大家都能像方老师一样幸运，及时发现自己身体潜在的问题，及时进行有针对性的治疗。"

名医会诊

李全民 ｜ 火箭军总医院内分泌科主任、主任医师

中华医学会糖尿病学分会委员、糖尿病神经并发症学组副组长

补铁诱发糖尿病？食物选购要当心

补铁补出糖尿病

说到贫血，我们首先想到的就是"缺铁性贫血"，这是世界卫生组织确认的四大营养缺乏症之一。由于女性每个月铁的流失量是男性的两倍，所以她们更会注意补铁。但研究表明，如果人体内铁蛋白水平过高，患2型糖尿病的危险可增加2~3倍。

以前，我国传统膳食以植物性食物为主，铁的利用率较低，所以人们多担心贫血问题。不过随着人们生活水平、特别是膳食水平的提高，一般人群出现贫血的概率已经大大降低了，部分人群更可能存在体内含铁过量的情况。

新加坡国立大学研究发现：40~60岁的2型糖尿病患者血液铁蛋白含量明显高于正常人。最近一项来自中科院上海生科院营养科学研究所的研究同样显示：在排除年龄、地域、吸烟、饮酒、体力活动、膳食等混杂因素的影响后，随着血液铁蛋白水平的升高，我国中老年人患2型糖尿病的危险性均明显增加。

根据病理分析，身体中过量的铁，会降低胰腺中的胰岛素的合成与分泌，并且干扰肝脏、肌肉组织对胰岛素的摄取。很明显，胰岛素分泌少了，利用少了，糖尿病自然不请自来了！因此，我们每天都要注意铁的摄入量。中国营养学会推荐成年男性铁的摄入量为每天12mg，女性为每天18mg。但现在的人吃肉比较多，肉里面的铁含量比较丰富，所以一般人都会超过这一健康标准。

含铁食物的选购窍门

食物中的铁大多存在于动物内脏和动物血中，在购买这些含铁食物的时候，可以记住这样一个窍门：越红的东西铁含量就越高。生的状态下，颜色越红，铁含量就越高。比如说，肝脏、脾脏、肾脏颜色红得发紫，铁的含量自然很高。牛腱子、羊腿肉的红色特别深，铁含量就比粉红色的猪肉高。鸡胸肉几乎是白色的，所以它的铁含量就相对低一些。

除了这些动物性食物，还有些隐性铁是我们很难察觉的，比如我们佐餐食用的芝麻酱。含铁超高的鸭血每100g也仅含有30mg铁，而每100g芝麻酱竟含铁58mg。

既然补铁过量容易诱发糖尿病，那是不是民间盛传的补铁食物都不能吃

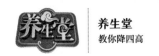
了呢？其实，这些补铁食物有很多都是"名不副实"的。

以红枣、红糖为例，以前人们认为红枣、红糖可以补血，但现代营养学分析发现，红枣和红糖的铁含量不高，并且吸收率低。红枣、红糖的含铁量均为2~3mg/100g，比起动物性食材含铁量低得多。并且，这些铁是非血红素铁，吸收率很低。

很多人认为菠菜含铁量也很高，其实，我国菠菜平均含铁量是2.7mg/100g，这个数值在蔬菜家族中的确算是佼佼者，但是和动物性食物相比，还是小巫见大巫，而且菠菜中含有大量的草酸，草酸可以与多种矿物质结合从而影响吸收，因此菠菜中铁的吸收率只有1%。换句话说：要5kg菠菜才抵得上50g猪肝。

另外，很多人选用铁锅炒菜。锅壁上的铁在铲子的刮蹭之下，有极少量碎屑掉下来，接触到食物中的酸性物质之后就会发生化学反应，变成铁离子，混到食物当中，增加食物中铁的含量。而且食物与铁锅接触的时间越长，面积越大，食物的酸度越高，进入食物中的铁就越多。因此，如果烹饪酸味食物如西红柿、酸菜或往菜肴里添加食醋、柠檬汁等，摄入过量铁的概率也就大大增加。不过，虽然用铁锅炒菜能够增加菜肴中的铁含量，但这些铁都是无机铁，而人体需要吸收的是有机化合物形态的铁，又称为血红素铁，血红素铁在人体中的吸收率为30%~35%。而来自铁锅中的非血红素铁的吸收率并不高，只有3%以下，几乎可以忽略不计。

健康自修课

糖尿病这么吃可不行！

糖尿病可以说是一种吃出来的病，因为它在很大程度上是由不良饮食习惯造成的，尤其是在老年群体中经常会出现盲目滋补的现象。其实，搭配合理的饮食才是健康的饮食，而不是昂贵、冷门的各种食补。在预防糖尿病的日常饮食上，我们最容易出问题的，就是早餐。

饮食对"三高"的调理而言至关重要，其中早餐是重中之重。不少糖尿病患者以为，早上如果没有什么饥饿感，就可以不吃早饭了，这样或许还能帮着降糖。殊不知早上起来，人体已经有相当长一段时间没有进食，血糖水平很低，而且起床开始活动后，血糖会持续下降，一直不吃东西，会引起头晕、注意力不集中等低血糖现象。高血糖固然可怕，但毕竟是慢性病，低血糖处理不好有时则是致命的。即便低血糖没有引发严重后果，血糖大幅度的忽高忽低对我们的身体而言也是巨大的伤害。况且，不少不吃早饭的患者在午饭时会不由自主地增加食量，这样反而不利于对高血糖的控制，还容易导致发胖。国外相关研究还证实，早晨空腹时人体内的胆固醇饱和度较高，长期不吃早餐的话，容易导致胆结石。

早餐肯定是要吃的，但吃什么、怎么吃很有讲究。早餐为人体提供的能量和营养素在一天的营养补给中占有重要地位。研究表明，因早餐吃得不对而导致的营养不足很难在午餐和晚餐中得到补充。而且，如果你长期凑合着吃早餐，不能充分补充人体在夜间消耗的水分和营养，慢慢就容易造成血液黏度增高，增加脑卒中和心肌梗死的发病可能。

中国人钟爱的诸多早餐里，粥和包子是出镜率最高的。尤其是不少糖尿病患者，他们觉得白米粥只有一点米，喝了不会升糖。但事与愿违，很多人早饭一喝粥，血糖水平马上就上去了。有研究表明：若以血糖指数来作为参照，将葡萄糖的血糖指数定为100，那白米粥的血糖指数竟然有90以上！所以，粥明显不是低糖早餐。如果对粥有偏爱，可以试试用米饭泡开水。虽然这看起来和粥差不多，但因为米没有粥那么烂，要经过胃的研磨，自然减缓了糖的吸收过程，避免了血糖值飙升。

严格来说，米饭也好，米粥也罢，都是容易升糖的主食，但选择不一样

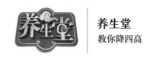
的用料，对血糖的升高速度也会有不一样的影响。在各种精白米中，糯米的含糖量是最高的，普通粳米次之。至于没有精磨过的各种糙米，无论是黑米、紫米还是普通糙米，其消化速度都明显低于精白米，因此其升糖速度也相对较低。

现在不少营养专家提倡我们喝杂粮粥，杂粮的确对健康有益，而且可以让我们的肠胃多研磨消化一会，从而减缓人体吸收糖的过程，降低血糖上升的速度。但具体选用哪种杂粮也是有讲究的，例如我们都知道的：玉米。

由于玉米所含的可溶性糖较低，同时粗纤维含量却是大米的 9 倍之多，食用玉米有利于糖尿病患者降低餐后血糖水平，所以它一直被视为是糖尿病患者的理想食品。但玉米其实有很多品种，不是什么玉米都能随便吃的。例如很多人爱吃的甜玉米，它的可溶性糖含量就比大米还要高出 2%~15%，而且其中大部分都是蔗糖、果糖、葡萄糖，食用甜玉米很容易就会使血糖上升。另外，还有一种糯玉米，它的支链淀粉含量比较高，很容易被人体消化吸收，所以食用糯玉米后，人体血糖的上升速度会比食用其他谷物更快，因此也不适合单独食用。

包子是经常被拿来和粥搭配食用的早餐，但它也不是理想的低糖食物。由于包子皮是由发面制成的，它进入我们的胃里之后，很容易被消化吸收，所以也很容易升高我们的血糖。

早餐不妨吃一些莜麦面、荞麦面、热麦片、玉米面，它们富含多种微量元素、维生素 B 和食用纤维。而且相关研究表明，它们都有延缓血糖升高的作用。可用玉米面、豆面、白面按 2：2：1 的比例做成三合面馒头、烙饼、面条等，长期食用既有利于降糖降脂，又能减少饥饿感。

婴儿吃得不对也会得糖尿病

糖尿病有 1 型和 2 型，而 1 型糖尿病多发生在儿童和青少年群体当中。以往的观念都认为，1 型糖尿病主要由遗传因素导致。但根据观察，同卵双生的双胞胎中，虽然两人基因一样，但其中一个若患了 1 型糖尿病，另一人患 1 型糖尿病的概率只有 13%~33%。如果真是基因的问题，概率应该是接近 100% 的。

最新研究发现，儿童 1 型糖尿病有很大可能与饮食，尤其是乳制品有关。有一个针对 12 个国家的观察报告显示：在这 12 个国家中，0~14 岁儿童的牛奶摄取量与 1 型糖尿病几乎完全一致。牛奶摄取量越多，1 型糖尿病也就越普遍。其中芬兰人经常食用大量的牛奶制品，而日本人食用牛奶制品的量极少，芬兰 1 型糖尿病患病率是日本的 36 倍。

有很多家长会过早地用牛奶替代母乳来喂养婴儿，但是，有些婴儿是无法完全消化牛奶的。当牛奶进入婴儿的小肠后，会被消化分解成氨基酸，但其中也有不少是无法被分解的，无法被分解的碎块就被留在了肠道。这些碎块和负责产生胰岛素的胰脏细胞一模一样，免疫系统就将它们"一视同仁"地消灭了。于是，孩子的身体无法再产生胰岛素，久而久之就成了 1 型糖尿病患者。

因此，建议家长保证婴儿从出生开始吃母乳，1 岁之内不接触奶粉和牛奶。这么做，孩子以后患糖尿病及其他疾病，如过敏性疾病、婴幼儿白血病等的风险都会比用奶粉喂养的孩子要小。另外还要提醒孕妇朋友们，不要在孕期过度滋补，现在体重 ≥ 4kg 的"巨大儿"越来越多，其原因就是孕妇在孕期补得太过了，巨大儿进入儿童期后容易发胖，患糖尿病、高血压、高脂血症等疾病的概率也会大大增加。

养生千金方

糖尿病饮食"三大卫士"

糖尿病病从口入，但解决之道除了忌口，还要吃对东西。有"三大卫士"，能帮助很多糖尿病患者把血糖值维持在正常水平。

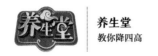
饭前吃豆豉

豆豉的食用历史十分悠久，汉代刘熙所著的《释名·释饮食》中就有"豉，嗜也，五味调和，须之而成，乃可甘嗜，故齐人谓豆嗜，声同豆豉也"的记载。中国人很早就发现了豆豉的诸多养生功效，《本草纲目》中就颇为推崇豆豉的"开胃增食、消食化滞、发汗解表、除烦平喘、祛风散寒"等疗效。现在我们经常接触的维 C 银翘片，它的配方上也有豆豉的身影。对女性而言，豆豉还是抗衰老的福音，因为豆豉含有丰富的抗氧化剂——维生素 E，能清除体内的自由基，减少皮肤皱纹，达到养颜美容、保持青春的目的。

对糖尿病患者来说，豆豉中的有效成分能使小肠中的消化酶活力下降，从而使人体食入的淀粉和砂糖经消化酶分解后转化的单糖减少，而小肠是只能吸收单糖的，因此人体对糖分的吸收自然就减缓了，血糖值渐渐就下来了。另外，大豆中的膳食纤维会在肠内形成网状结构，增加肠液的黏度，使食物与消化液不能充分接触，阻碍葡萄糖的扩散，从而减慢葡萄糖的吸收。而相对于原料大豆，豆豉中的水溶性膳食纤维水平要更高，效果自然也更好。

需要注意的是，豆豉最好在饭前 30 分钟吃，每次吃 0.3g 即可。因为只有将豆豉的有效成分先送到小肠，才能起到缓冲小肠吸收饭食糖分的作用。

有人觉得豆豉很咸，担心高盐食物对健康有负面影响。但豆豉的含盐量其实并不高，每天三顿，每顿 0.3g，加起来还不到 1g 的豆豉里，最多含有 4mg 左右的盐，这和每天盐的安全摄入量 3~5g 相比，是没问题的。

如果你还是担心豆豉的含盐量，可以在选购时注意：根据豆豉成品含水分的多少，可分为干豆豉和湿豆豉（或称水豆豉）。湿豆豉在发酵时一般加入较多的水或调味液及盐，进行加盐发酵，其含盐量会相对高一点，所以我们可以尽量选用干豆豉。

饭后喝番石榴汁

有人做过实验，喝下 25g 的纯番石榴果汁，会使正常人的血糖值下降 19%，使糖尿病患者血糖值下降 25%。这是因为它里面含有番石榴多酚，能抑制分解糖的酶活化，缓解糖的吸收，使得只有必要的少量的葡萄糖被缓慢吸收。通过这一作用，可以避免人体吸收过多的糖分，从而抑制血糖上升。

而且，比起苹果，番石榴所含脂肪少了 38%，热量少了 42%，却富含维生素 C。所以，它还是减肥水果——几乎是市场上能见到的最好的减肥水果。同时，它还能预防高血压。国外主要用它来对糖尿病患者进行辅助治疗。我们血糖正常的人若是哪次吃多了，担心血糖猛增，也可以喝点番石榴果汁来平复一下血糖值。

由于番石榴中含有鞣酸，会造成胃液的稀释，所以最好不要空腹食用。建议每日三餐后各服 1 杯番石榴汁——这是针对轻度糖尿病患者以及希望起到预防作用的正常人。若是糖尿病情况比较严重，可以考虑用番石榴干果泡茶饮用，这样会进一步降低糖分的摄入。

在挑选番石榴时，一定要挑颜色亮一些的，体表绿色不能太深也不宜发白，手感要硬脆。成熟的番石榴颜色为黄中泛白，但市场上多以青色为主，因为它放置几天就可变熟。但是番石榴从成熟至熟透也只有短短的数天，所以番石榴一旦变软变黄，就必须及时食用。另外，番石榴外皮凹凸不平，清洗时最好用流动的水冲洗，并用软毛刷轻轻洗刷，才能彻底洗净。

零食选用巴旦木

镁是人体正常活动及新陈代谢过程必不可少的元素，而且它在血糖转化过程中也扮演着重要的角色。镁能够修复和保护胰岛细胞的生理功能，提高胰岛素的质量，减少胰岛素抵抗。大量的实验研究和临床观察结果显示，糖尿病和低血镁有很大联系。1 型及 2 型糖尿病患者的血浆镁浓度比非糖尿

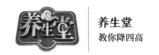

病患者要低 0.06~0.21mmol/L。而且美国、加拿大的一些调查还证实，在镁含量低的地区，糖尿病患者的死亡率更高。

因此，糖尿病患者要注意镁的补充。我们平时吃的一些鱼、肉、奶和水果中镁含量较低，含镁比较多的是整粒的种子、未经碾磨的谷物、青叶蔬菜、豆类和坚果，尤其是产自美国加州的巴旦木。巴旦木形似杏仁，属于扁桃仁，但营养比杏仁丰富得多：500g 巴旦木约等于 3000g 牛肉的营养。巴旦木果仁内含植物油 55%~61%，蛋白质 28%，淀粉、糖 10%~11%，并含有少量胡萝卜素、维生素 B_1、维生素 B_2、消化酶、杏仁素酶、钙、镁、钠、钾等。

相关研究表明，若在健康饮食的基础上增加巴旦木的摄入，将有利于改善肥胖，平复血糖和血脂水平。此次研究的受试对象为 20 名轻度血脂异常的 2 型糖尿病患者。在受试患者的饮食方案中添加一定量的巴旦木，用以替代每日 20% 的总热量摄入，结果使患者空腹胰岛素、空腹血糖和稳态模式评价的胰岛素抵抗指数等均有不同程度的下降。

食用巴旦木有一个好帮手，就是牛奶，牛奶里的钙质可以帮助人体进行矿物质的吸收。前面提到牛奶与 1 型糖尿病的联系，但那是针对哺乳期的婴儿，建议成年人还是要保证每日牛奶的摄入量。大家早上可以先吃一点碳水化合物，然后喝点牛奶，再吃点巴旦木之类的坚果。

需要注意的是，巴旦木在美国、澳大利亚、西班牙等地均有出产，但全球大部分的巴旦木产自美国加州，美国加州巴旦木的特点是外壳会开裂，而杏仁则不开裂。在形状上，杏仁果更小，为扁平卵形，一端圆，另一端尖；巴旦木的果实呈扁而长，好似椭圆的形状。

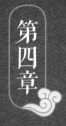

第四章

高血压：
你不可不知的四个常识

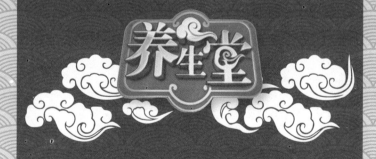

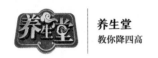

高血压不能靠"打"，
要靠"哄"

　　高血压是一个性格多变的"朋友"，如果想要与它和平共处，首先就得摸透它的脾气。在中医看来，高血压的性格可以简单地分成四种：肝火上扰、肝阳上亢、阴虚阳亢、痰热内阻，它们"性格"各异，表现不同，这自然要求我们在面对它们时也要有相应的相处之道。究竟你所遇到的高血压是哪种"性格"的，又该如何与其和平相处呢？一起来看看专家怎么说的吧！

健康候诊室

把血压当朋友，和平相处

　　悦悦："我最近在微信上交了个新朋友，这人的头像太吸引我了，红彤彤的一片。我给他发了一条微信消息，'你好，我是悦悦。'"

　　血压："嗨，你好，我是血压。"

　　悦悦："怪不得那么红，原来你是血压。你的头像好红啊！"

　　血压："那是，我可热情了，无论谁跟我做了好朋友，都会变得激情澎湃的。"

　　悦悦："激情澎湃？这个词好，生活当中就需要一点激情，但是如果说血压突然有一天太激情澎湃了，变成了高血压了，这就有点麻烦了。生活中，我们该如何跟我们的这个'好朋友'和平相处呢？我们欢迎刘红旭老师来跟大家聊聊血压的事儿。"

刘红旭："血压是指血管内的血液对血管壁的压力。血压正常，血液循环才能正常。血压过低或过高，都不行。"

悦悦："血压已经是我微信上的好友了，最近它发了个朋友圈，我们一起来看下。"

悦悦："大家都很怕心脏的形态发生改变，但血压能把心脏变大，我个人觉得不是什么好事。刘主任，您是这方面的专家，怎么看待这个问题？"

刘红旭："对，这确实不是一件好事。血压能让心脏变大，这实际上对我们人类是一个威胁。因为长时间的血压升高，会让心脏的负荷加大，过度的工作会让心脏疲劳，进一步导致心脏的扩大。扩大以后，心脏的功能就会下降，容易出现心力衰竭，这一结果是我们很不愿意看到的。"

悦悦："您是心血管科的医生，平时是不是每天都会接触到这样的患者？"

刘红旭："对，每天面对很多这样的患者。实际上我们每个人都跟血压有关系，它可以作为一个好朋友，与我们和平共处，互相帮助。但是它也可能跟我们相处得并不融洽，甚至水火不相容。最常见的一个损害就是心脏增大，心力衰竭。比如说我接触过一个患者，也是我的一个好朋友，他才32岁，但是因为工作过度劳累，血压升高，最后导致了心力衰竭，最后出现了喘憋、心悸、浮肿等症状，丧失了正常的工作能力，严重的时候甚至住到了重症监护病房。"

悦悦："所以，这也提醒我们大家不要小瞧血压的问题，它最终可能发展为心力衰竭。"

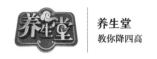
名医会诊

刘红旭 | 北京中医医院心血管科主任、心血管病研究室主任

高血压是心衰的罪魁祸首

心力衰竭其实是很多心脏病发展到终末期导致的损害。高血压与心力衰竭，从字面上来看，两者似乎没有多大关系，但事实上高血压却是造成心衰的最常见的原因之一。

我们测到的血压，实际上是心脏搏动时血液对血管壁的侧压力。这一压力是由心脏射出的血液量来决定的，如果血压升高了，也就是说，心脏要将血液泵到血管里面的压力是大的，那它就要高负荷地工作才行，通俗来说，就是使的劲儿得大。时间长了会让心脏变得疲劳，这样就不太容易把血射到血管里，从而蓄积在心脏里面，导致心脏慢慢地越来越大。当心脏扩大，心肌的收缩力降低，心脏搏出的血量就会减少，这会导致无法有足够的血液去供应人体的组织器官。当心肌收缩能力不断减弱，就会造成心肌供血障碍，最终会导致心力衰竭这一严重后果，让人丧失工作或者生活的能力。

如果一个人肾功能衰竭了，可以通过肾移植的方法来解决。但是，如果心脏功能衰竭了，换心可是一项非常庞大的工程，而且难度非常大。中医在心力衰竭的治疗上有很多方法，其中泻肺利水法已经被广泛应用在心力衰竭的治疗上。

这是北京中医医院的国家级名老中医许心如教授在 20 世纪 60 年代提出来的方法。该法以医圣张仲景的《金匮要略》里面的两个著名方剂——葶苈大枣泻肺汤和防己黄芪汤为主方来组成心力衰竭系列合剂与强心栓，临床上取得了不错的疗效。

对于高血压患者而言，为了避免病情发展到心力衰竭这一严重后果，在平时就要合理服用降压药物，将血压长期平稳地控制在正常范围内。肥胖者要适当减重，控制自己的食量和一天摄入的总热量。

健康自修课

血压高不高，标准到底该如何定？

在我们的生活当中，高血压已经成为中老年人最常见的疾病之一。但也正因为常见，很多人反而不能正确解读血压值。究竟怎样的血压值才算是高血压呢？关于这一点，很多人其实并不能说明白。比如，如果一个人的收缩压是120mmHg，舒张压是95mmHg。那么，他现在血压是正常的吗？

有的人觉得这个血压值也没有高到180mmHg，而且自己也没什么症状，似乎不算是高血压。其实，很多高血压患者一开始并没有明显的自觉症状，等到出现头晕、头胀甚至眼底出血、失语等症状后，常常为时已晚。血压的升高跟我们所感受到的症状，并不是平行的，如果血压持续且长时间地升高，就会对人体的一些脏器和器官产生损伤，也就是靶器官的损害。比如会令心脏的结构和功能发生改变，严重的就是心绞痛和心力衰竭；它还可能导致眼底动脉的出血，甚至失明；对于肾脏的损害，则最终会导致肾功能衰竭；另外，还有一些下肢动脉等外周血管的损害。

那测量血压时，究竟什么样的数值才是高血压呢？

我们知道，血压有两个数值，一个是收缩压，另一个是舒张压。收缩压，也称为"高压"，是心脏收缩射血时形成的血压；舒张压，又叫"低压"，是在心脏舒张时，即两次心跳的间隙的血压。成年人正常的血压标准为收缩压在90~139mmHg，舒张压在60~89mmHg。

想要判断是否为高血压，需要统计3次不同日的测量结果，如果收缩压≥140mmHg，或舒张压≥90mmHg，就可以诊断为高血压了。

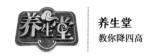

之所以要选择不同时间的血压值来判定，是为了排除一些因偶然因素刺激所造成的短时间的血压升高。一个人一旦诊断为高血压，血压值一般会持续高一段时间，甚至于很长时间。也就是说，并不是一次血压高就是得了高血压，而是几次测量的结果都很高才能判定。而且，测量血压时并不是单纯地看一个数值，收缩压和舒张压都是判断心脑血管疾病的参照因素，任何一方高于正常值，都可以诊断为高血压。

养生千金方

三茶一汤——帮你安抚"性格"多变的高血压

中医讲究个性化治疗，同样都是患了高血压，但是治疗起来的方法可能完全不同。因为中医是治本的，所以对于不同类型的高血压，中医会根据患者的不同状态，同时结合望、闻、问、切四诊，去调整人体的整个状态，把全身和脏腑的状态调整好了，血压就会恢复正常。

"性格"多变的高血压，从类型上来看，可大致分为四种：肝火上扰、肝阳上亢、阴虚阳亢、痰热内阻。不同类型的高血压治疗方法自然也不同，在配合经典方剂治疗的同时，患者自己在家也可以适当用一些茶饮类的调理方法。

下面就一起来了解一下吧！

肝火上扰——清火降压茶

肝火上扰是一种常见的高血压类型。它最常见的临床表现是头晕头痛，而且头痛得特别明显。患者还会面红目赤，按中医的取类比象思维，大家可以很方便理解为：肝火上扰，火是红色的，所以面红目赤。此外还有心烦、睡不好觉、大便干燥、尿黄的症状。看舌象的话，舌头也是红色的，脉是数脉。

这些症状跟人的情绪有很大关系。中医讲，气有余便是火，肝气郁结以后就可以化火，火是往上走的，当上到头面部时，脸和眼睛就红了。生活中，我们也会发现两个人吵架吵得特别凶时，双方都会面红目赤，吵完了之后又常常气得头痛、头晕。

对于肝火上扰型高血压，中医上常用清热平肝的天麻钩藤饮加减治疗。天麻钩藤饮是非常经典的方剂，里面有平肝息风的天麻、钩藤，清热降火的黄芩、栀子，促睡眠的茯神、夜交藤等药。临床使用时，医生会根据患者所表现出的不同症状做些药物的加减。

肝火旺盛之人想要实现家庭的自我保健，可以喝点清火降压茶来调理。准备菊花 10g、天麻 10g、决明子 10~20g、山楂 10g，用热水泡上 10 分钟左右即可。

菊花和天麻清肝火的效果很好，决明子不但可以清火，还可以通大便，而山楂则有行气活血的作用。这四味药合用，既可以清肝火，又能降血压，而且这几个都是药食同源的药，食用起来更为安全。

肝阳上亢——菊花旱芹茶

从病情上来看，肝阳上亢实际比肝火上扰更严重一些，二者在临床表现上不太一样，肝阳上亢型的高血压容易头晕脑涨，而肝火上扰型高血压则是头痛比较明显。另外还有眩晕、耳鸣的症状，眩晕就是看东西会转，耳鸣也就是耳朵会响，而且是那种潮水似的哗哗之声。同时，还可能伴有口苦、胸胁胀满的感觉。因为有头晕和耳鸣如潮的症状，这种患者在走路时要特别留心。

对于肝阳上亢型高血压，要滋阴潜阳、平肝熄风，所用的经典方剂为滋生青阳汤。生石决明和生磁石是方剂中的重点药物，二者可以平肝潜阳。同样，医生会根据不同患者的症状表现，用药时也会有所加减。

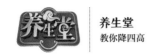

在生活当中除了药物之外，可用菊花旱芹茶作为辅助的茶饮方，方法很简单，将菊花和旱芹叶各 10g，加适量热水泡开即可。旱芹的茎秆相对比较粗、颜色发白，纤维较粗，而水芹的茎秆比较瘦小，颜色比较绿，购买时要注意区分。如果你是肝阳上亢型高血压，平时容易头晕脑涨、耳鸣口苦，就可以多喝点菊花旱芹茶。

阴虚阳亢——滋补清肝茶

实际上我们所说的阴虚阳亢主要是指肾阴虚，这种类型的高血压在临床上最突出的表现就是腰膝酸软。我们身边很多中老年人高血压都有这样的表现，比如有的人就诊时腰膝酸软表现得特别明显，坐都坐不住，要趴在诊桌上才能让医生诊脉。此外，阴虚阳亢型高血压还表现出颧红盗汗、口咽干燥、舌质较红、脉细等症状。

这类高血压在治疗时要滋阴潜阳，常用的经典方剂为镇肝熄火风汤。方剂里有一部分药是滋阴的，比如元参、白芍等，当然也有一些治疗阳亢的药物，像龙骨、牡蛎、代赭石等。

如果用作日常保健，可用滋补清肝茶来代茶饮。准备菊花 10g、天麻 10g、枸杞 15g、桑葚 15g，加热水浸泡后饮用。这个茶饮方中除了降压的药外，还用了两种滋补的药：枸杞子和桑葚，用来滋补肝肾。因为茶方中有桑葚，泡出来后的茶水呈紫红色，味道也有点酸甜。

痰热内阻——雪羹汤

眩晕是高血压的一个最主要的临床表现，中医认为，肝和眩晕关系密切，前三个类型的高血压都与肝有关系。但痰热内阻型高血压与此不同，它跟脾有关系，脾不运化导致痰热阻于体内，痰热上扰后出现了高血压的症状。

痰热内阻型高血压也会有头晕的表现，但这种头晕是一种沉重的感觉，就像脑袋上裹了一层布一样，有种昏昏沉沉的感觉。除此之外，还会胸脘满闷，而且舌苔偏黄、特别厚腻。像那些爱吃肉、爱喝酒、体型偏胖的人，如果患上了高血压，就容易是这种类型的。

治疗痰热内阻的办法是化痰降浊，常用半夏白术天麻汤加减。方剂中的半夏可以化痰，白术能健脾，天麻可止眩晕，茯苓、橘红等药则用来化痰，大枣有健脾的功效。痰热上扰，扰乱了清窍后，会引起头晕等症状。所以我们要把痰这一浊物降下来，这些药在一起加减使用后，能取得不错的化痰降浊疗效。

这类高血压患者在生活当中可以用雪羹汤来自我调理。准备海蜇头和荸荠各30g，将海蜇头切碎、荸荠去皮，二者加适量水同煮，水烧开后再煮10分钟即可，顿服其汤。

雪羹汤里用到的是海蜇头和荸荠，这个搭配很有特色，也是中医史上非常有名的一个食疗方。海蜇头和荸荠都有清热化痰的功效，喝完汤后还可以把海蜇头和荸荠吃了。

实际上，以上四种是高血压最常见的临床类型，我们可以把它的治法简单总结成一句话——"三平一化"。"三平"针对的是三个跟肝阳、肝火有关的类型，我们要平潜它的火和阳。"一化"针对的是痰热内阻型高血压，我们要化痰。

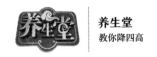
致命伴侣:
高血压 + 冠心病

冠心病全称是"冠状动脉粥样硬化性心脏病",它是"冠状动脉病变"的一种,而究其根源,它又是高血压导致的全身血管病变的一部分。因此,高血压在冠心病的发生、发展过程中起着极为重要的作用。但是,目前高血压患者对合并冠心病的风险认识尚且不足,而冠心病合并高血压患者对其血压的控制率也不足 70%。因此,对此类患者,我们要重视血压和整体心血管危险因素的全面管理。

健康候诊室

高血压易诱发冠心病,早期信号要区分

悦悦:"黄老,我听说高血压有一个'姐妹病',是吗?"

黄丽娟:"是的,高血压的'姐妹病'就是冠心病,我在临床上遇到不少同时患有高血压和冠心病的。"

悦悦:"我也认识几个这样的老人,这种现象在我国很普遍吗?"

安海英:"还是很普遍的,据我了解到的资料显示,大约 90% 的高血压患者可以并发动脉硬化,这里自然就包括冠状动脉粥样硬化。所以说,高血压是冠心病的一大'培训基地'。"

黄丽娟："冠心病患者中有 50%~70% 的患者同时患有高血压，而高血压患者中患冠心病的也要比没有高血压病史的冠心病患者多 2~4 倍，并且高血压的病程越长，冠心病的发生率也越高。"

悦悦："我听说，冠心病是死亡率最高的疾病之一，所以说，高血压加冠心病就不是'好姐妹'，而是'致命伴侣'！"

黄丽娟："是的，这种说法很形象！高血压患者由于血压长期居高不下，血流很有力地冲击血管壁，血管的机械负荷很大，动脉壁就容易受到损伤，使其正常生理功能发生紊乱。而且，由于动脉侧压的变化，脂类容易侵入并沉积在血管壁上，慢慢形成斑块。"

安海英："还有就是由于血管壁的张力增加，动脉内膜过度伸张，容易造成弹性纤维破裂，引发内膜损伤，导致内膜纤维增生，这样就为形成动脉粥样硬化奠定了基础。"

黄丽娟："是的，所以说，预防冠心病，控制血压是很重要的一环。"

悦悦："可问题是现在很多老人都有'三高'，甚至'四高'，高血压也有年轻化的趋势。如果我们已经有了高血压，在控制血压之余，要如何预防突如其来的冠心病呢？"

黄丽娟："每种疾病都有自己的预警信号，冠心病也不例外。冠心病最主要的预警信号就是疼痛。"

悦悦："心绞痛吗？"

黄丽娟："心绞痛比较典型，但并不局限在心脏部位。冠心病患者通常会感觉胸部、后背疼痛，具体来说，是上身的左前区以及胸骨后的中上段，也可以放射到左肩、左臂内侧、小指和无名指。另外，还有一些冠心病的非典型疼痛部位，如咽、舌、面颊、颈部、颌下和上腹部等。"

悦悦："疼痛部位这么多？已经相当于整个上半身，那岂不是很容易和其他疾病搞混？"

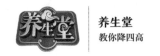
黄丽娟："是的，由于一些冠心病的疼痛部位不在心脏，结果让不少患者错过了最佳的救治时机。我们单位有个医生家属就是的，这位老先生之前有过胆结石，那天上腹部突然疼痛，他以为是胆绞痛，没有立刻去急诊，而是到医院门口等侄子下来给他看，结果在等待的过程中，他就猝死了。最后一查，是冠心病！"

悦悦："冠心病真的太可怕了！那您好好给我们介绍一下冠心病的疼痛特点吧。"

黄丽娟："冠心病的疼痛一般有紧缩感和压迫感，有的表现为胸闷、气短，还有的表现为心慌，一般持续几分钟或十几分钟，不会持续下去。而且多是因活动量增加、劳累、情绪激动、寒冷刺激、大量吸烟、饱餐、用力排便等情况诱发，大多数患者含服硝酸甘油或速效救心丸，就可以得到缓解。"

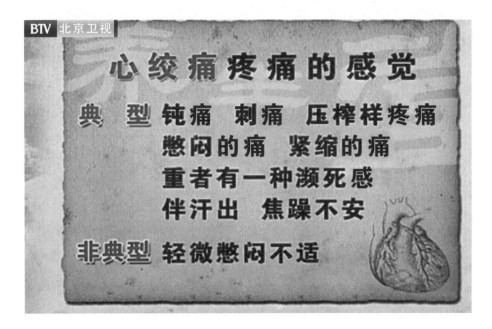

悦悦："我有段时间加班比较多，后来心脏有段时间一直痛，这种有冠心病的潜在风险吗？"

黄丽娟："冠心病疼痛的特点不是持续性的，一般不会几天几天连着痛，一般几分钟就过去了。还是以刚才那位老先生为例，他因冠心病过世后，他的家人就很紧张，一周后他的弟媳妇左侧上身出现了很明确的疼痛感，就赶紧到医院来检查。做心电图看到 ST 段有轻微改变，她马上紧张得不行，要求按照冠心病来治疗。留院观察几天后，医生发现按照冠心病给她治疗也无效；还是整宿地痛，而且是针扎的那种痛，不是压迫感。这时候我们就怀疑她不是冠心病了，果然，第四天她就起疹子了，原来是带状疱疹，就是民间俗称的'缠腰龙'。"

悦悦："这有点自己吓自己了。"

黄丽娟："多注意总是没错的，只要别疑神疑鬼，影响精神健康就行。最重要的还是多学习一点相关知识，这样早期自己也有个较为准确的判断。"

安海英："是的，冠心病发病隐蔽，极易被人们忽视，但冠心病具有使患者在短时间内突然死亡的高危险性，一旦出现疑似冠心病的症状，比如胸口疼痛、胸闷等症状，应尽快就医，以免延误治疗时机。"

名医会诊

黄丽娟 | 国家级名老中医，北京中医医院心内科主任医师

安海英 | 黄丽娟学术继承人，北京中医医院心内科副主任医师

冠心病的症状与成因

冠心病的八个典型症状

冠心病是一种临床常见病、多发病，近年来其发病率和死亡率不断上升，已逐步成为威胁国人健康的"第一杀手"。但是，许多冠心病患者对冠心病

认知十分匮乏，即便身上已经出现了典型症状也不以为意，结果酿成大祸。

下面八条是冠心病最常见的几种症状，如果你符合其中的几条，且较常出现，那就要及时到医院做个心电图检查了。

1.劳累或者是情绪紧张激动的时候会出现胸骨后或者是心脏前区闷痛，或者是紧缩样疼痛，并且会向左肩或者是左臂辐射，持续时间是3~8分钟，休息后会缓解，缓解后可能不会有任何症状。

2.运动后或者是运动过程中会出现头痛、牙痛，甚至是腿痛，休息一会就可以缓解。

3.睡觉的时候觉得高枕头好，低枕头会让人觉得胸闷憋气，熟睡的时候或者是白天平卧着的时候突然出现胸部疼痛、心悸、呼吸困难，这个时候立即坐起来或者是站起来就会缓解。

4.听到比较嘈杂的噪音时会出现心慌、胸闷。

5.反复地出现心律不齐，或者是不明原因的心跳过快，或者是心跳过于缓慢。

6.进行体力活动的时候出现胸闷、心悸、气短，休息的时候就会得到缓解，跟正常人一样。

7.吃得过饱，或者是过于寒冷，看惊险刺激的影片时容易出现胸部疼痛、心悸等。

8.性生活中或者是用力排便的时候突然会出现心慌、胸闷、气促或者是胸部疼痛。

引发冠心病的九大原因

高血压是造成冠心病的主要因素之一，但冠心病成因复杂，据总结分析，其中的九大因素至关重要。如果你符合其中的几条，就要当心自己是不是有患冠心病的潜在风险了。

1. 年龄。男性 40 岁以上，女性 50 岁以上是冠心病的高发年龄段。一旦到了这个年纪，我们就应该定期体检，最好做个动态心电图，看看自己 24 小时的心电图有没有改变，做到早发现、早预防。不过近年来，冠心病的发病年龄不断减小，日趋年轻化，30 到 40 岁的男性也成为冠心病的高发人群。更有甚者，我在临床上还接诊过一个 19 岁的大学生。因此，年龄在冠心病的成因上已经不是重要因素了，各个年龄段都需要重视。

2. 性别。在两性中，冠心病似乎更"偏爱"男性，这主要是因为女性有雌激素的作用，可以减少动脉粥样硬化的发生。但女性一旦绝经，就失去了雌激素的"保护"，就难以抵挡冠心病的进攻，发病率会明显增高。

3. 血脂。我国的一项研究表明：冠心病的发病率随血胆固醇水平的增高而增加。血总胆固醇 >6.24mmol/L 和血总胆固醇为 5.2~6.2mmol/L 时，冠心病发病率分别比血总胆固醇 <5.2mmol/L 的人高 3.2 倍和 1.9 倍。据统计，每 500 个人中大约有一个人患家族性高胆固醇血症，而他们也常常过早地发生冠心病。

4. 血压。血压增高与冠心病的发生有极为密切的关系。研究显示，在分析 36~64 岁人群血压水平与 10 年心血管病发病危险的关系时，得出下列结果：以血压 110~119/75~79mmHg 为对照，血压在 120~129/80~84mmHg 时，心血管病发病危险增加了 1 倍；血压在 140~149/90~94mmHg 时，心血管病发病危险增加了 2 倍以上；当血压 ≥ 180/110mmHg 时，心血管病发病危险增加了 10 倍以上。

5. 吸烟。据相关研究显示，吸烟与胆固醇水平可能存在某种协同作用，在高胆固醇水平组中，吸烟者的冠心病死亡风险升高。与持续吸烟者相比，戒烟者的死亡风险和因冠心病死亡的危险性相对下降。

6. 糖尿病。糖尿病是冠心病发生的非常重要的危险因素。大量研究表明，糖尿病可导致全身动脉硬化，且程度比非糖尿病患者要重。调查显示，糖尿

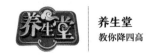
病患者冠心病的患病率为非糖尿病患者的 3 倍。从病理改变来看，糖尿病并发冠心病的病理变化与非糖尿病性的冠心病基本相同，但累及冠状动脉病变的支数多，狭窄程度也较重，易发生心肌梗死。

7. 肥胖。肥胖是高血压、冠心病、糖尿病的危险因素之一。在一项针对近 100 万受试者的调查研究中，研究者发现：死亡率与体重指数（BMI）之间呈极强的 U 形曲线关系。BMI 为 8.5kg/m² 以下和 28 kg/m² 以上时，死亡率明显升高，而处在中间的人群则相对安全。研究还表明：BMI 每增加 2kg/m²，冠心病的发病风险增高 15.4%。将 BMI 控制在 24kg/m² 以下，男性冠心病的发病风险可下降 11%，女性可下降 22%。因此，中国成年人群以 BMI 为 8.5kg/m² 为体重过低、BMI 为 28kg/m² 为肥胖临界点是适宜的。

8. 遗传。家庭遗传引起冠心病的发病率是无家庭遗传者的 5 倍，因此，遗传因素也是重要的危险因素。

9. 应激过度。精神状态的好坏决定了身体状况的好坏，长期精神紧张、工作压力大、过度疲劳、焦虑和恐惧的人，冠心病的发病率明显高于生活悠闲的人。

心梗不能盲目自救

心梗多是冠状动脉急性、持续性缺血缺氧所引起的心肌坏死。冠状动脉主要位于心脏的头部。心肌梗死的本质，就是长在心脏表面为心脏供血的冠状动脉出了问题，通常是原有的粥样硬化斑块发生破裂，血液中的血小板、纤维蛋白等快速聚集，形成血栓，使一部分心肌的血液供应被阻断。

既然血栓多位于心脏的血管位置，那拍打法是很难起到直接效果的。而且，即便拍对位置，血管斑块在形成过程中由于不断承受着血流的冲刷，相当牢固，不会被简单拍打所消除。而且，即便拍打法真的能让血栓脱落，这个血栓也很有可能会随着血流堵住其他血管，若是再堵回心脏，那就真的造成心梗了！

61岁的张先生退休后一直跟儿子住在一起，这天，看了一天电视的张先生左小腿突然肿胀得厉害，儿子发现后便按照"拍打法"对其进行按摩、拍打。随后，张先生腿部肿胀有所减轻，但胸口却突然觉得疼痛，不久便不省人事。儿子赶紧将张先生送往医院治疗，但最终却因抢救无效死亡。

在这个病例当中，张先生是由于深静脉血栓引起的腿部胀痛，早期主要表现为患肢肿胀及疼痛。与其他疾病引起的腿部肿胀不同，下肢深静脉血栓大多表现为单腿肿胀，且发生得较为突然。久坐之后突然站立，下肢深静脉的血栓会随血液流到全身各处，并附着在血管壁上，一旦血栓太大或者血管太窄，就会引起堵塞。按摩、拍打反而成了加快血栓移动到肺的一个诱因，最终肺部发生栓塞，导致患者死亡。

需要注意的是，有静脉血栓的人同样不适合泡脚，因为泡脚需要久坐，而且很多人泡脚时会拍拍打打，殊不知，这是错上加错。

科学的自我急救法

有了心梗，拍打法是救不了命的，但还有一则流言由于听上去更"高大上"，所以被更多人相信，那就是：自通经脉，自我CPR。CPR是cardiopulmonary resuscitation的简称，主要是指心肺复苏术。心脏骤停一旦发生，如得不到及时抢救复苏治疗，4~6分钟后会造成患者脑部及其他人体重要组织器官不可逆的损害。因此，心脏骤停后的心肺复苏，也就是CPR必须在现场立即进行。

这条流言就是让我们出现心梗后，若没有他人在场，就要进行自我CPR。其具体说法是这样的："一个人若是心脏不能正常跳动，且感到要昏过去时，10秒后就会失去知觉，此时若无旁人帮忙急救，患者要立刻把握

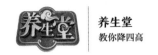
这 10 秒钟的黄金时间自救。在这 10 秒钟内，患者要不停地用力咳嗽，咳嗽前还要深深地大吸一口气，这样可以把氧气吸进肺部，而咳嗽则可以挤压心脏，促进血液循环，使之恢复正常脉搏。"

这条流言听起来有理有据，但却不符合实际情况。首先，心肌梗死引起的心搏骤停是偶然和随机的，根本无法预知什么时候会发生，因此你无法知道什么时候开始使用所谓的"咳嗽自救法"。其次，反复深呼吸和咳嗽会明显增加体力消耗，并造成耗氧增加，加重心肌缺血和坏死，会增加心搏骤停的风险。也就是说：若是心跳没停，这个方法会加重病情；若是心跳停了，你根本不知道或者来不及反应。

给大家看一个数据就很直观了：心肺复苏时的胸外按压，也就是胸泵作用，要保证效果的话，其频率应不少于 100 次。而咳嗽法估计一个周期不少于 3 秒，一分钟最多 20 次，完全无法满足自救的需要。

要想给心脏灌入足够的血液是需要压力的，但一个已经开始有心梗症状的患者，其血压是急剧下降的。要想实现有效循环和组织灌注，需要通过按压产生压力以支持血液拥有足够的动力，流到需要供血、供氧的器官。此时收缩压至少需要达到正常水平的 85% 左右。根据 CPR 的指南，有效的按压需要将胸骨按下 5cm，才能产生如此压力，而这仅仅依靠深呼吸和咳嗽几乎是不可能实现的。

另外，这种方法还可能因为误判而产生反效果。例如一个简简单单的胸口痛，它不一定是心梗，如果我们判断错误的话，很有可能会造成更致命的风险。胸痛的现象其实只有 20% 的可能是心梗，而 80% 都跟心梗没关系，如果你是这 80% 里面的，那这种深呼吸加咳嗽的做法就有可能会威胁到你的生命。例如：当胸痛是主动脉夹层所造成的，这种咳嗽就可能让破口增加，直接导致死亡。

健康自修课

降压救心先养肾

中医和西医对冠心病有着不同的理解，西医从发病原理上分析，认为冠心病的发病过程大致是血液中的胆固醇及其他脂质和复合糖类在动脉壁中沉积下来，继而引起内膜纤维组织增生，内膜逐渐隆起、增厚，形成肉眼能够看到的灰黄色斑块，导致管腔狭窄、心肌细胞供血、供氧不足。随着时间的推移，斑块不断扩大，中心部分因营养不足而发生软化、破溃出血，瞬间形成管腔内血栓，导致管腔极度狭窄甚至堵塞，从而造成心肌细胞因缺血缺氧而坏死，即急性心肌梗死。

而中医则从整个身体的运作上去考虑心病的问题。中医认为心病多是由"堵"造成的，因此中医在临床治疗上讲究"宣痹通阳"。就像马路上出现了交通堵塞，车没办法走了，只有将堵塞之处疏通了，后面的汽车才能开过去。

另外，除了传统的宣痹通阳外，还有一个很重要的环节就是温通肾阳。中医将肾称为五脏六腑之本，如果一个人肾阳不足，就不能鼓动五脏的阳气，阳气虚则心气不足，心阳不振就会导致血脉不畅，最终导致冠心病的发生。

而且，如果肾阳虚久了也会影响到脾，脾的运化失常又会令气血生化不足，这又会加重冠心病的症状。所以，调理冠心病时，我们既需要宣痹通阳，但也不能忽略了肾。

治疗冠心病，虽然病位在心，但宣痹只是治标，其本仍在肾。冠心病患者也大多肾阳不足，所以在治疗时要以温通心阳和补肾阳为主。

同时，引发冠心病的高血压也和我们的肾有很大关系。中医将高血压归为眩晕的一种。古典中医认为眩晕的病位主要在肝经，是由肝风内动造成的。

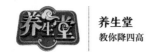
比如肝气起急，就会烦躁，高血压的表现也是心烦急躁，见什么事心里都很烦。而且血压一上来，也会发生头晕目眩。所以传统中医都是用平肝清热的方法来治疗高血压的，但用了相应的药之后，通常都是高血压中程度比较高的很快降下来了，但高血压中相对没有那么严重的却降不下来。

这是因为中医讲"肝肾同源"，肝与肾一个主血一个主精。肾为水脏，水如果亏损了，属于木脏的肝缺乏滋养，也要得病。只有先养肾阴、滋肾水，利用"滋水涵木"的原理，才能使得肝火彻底降下来。所以，在治疗高血压等疾病时，若是需要清肝热，一定要同时滋肾阴，这样肾水充足了，问题解决起来就会很快，而且不容易留后遗症。这就是"治病要治本"的具体例子。

其实，养肾本身就是中医养生的核心内容之一。《黄帝内经》很早就提出"人始生，先成精"，说肾精为人体生命之本。到了明代，张景岳确立了以"肾"为核心的人体理论体系。肾为先天之本以生发，脾为后天之本以荣养。肾为生气之源，肾精不仅藏五脏六腑之精气，也是人体五脏六腑精气生发之源，因此肾可谓是五脏六腑之本。现代医学中基因组学的问世和发展也进一步证实人体"肾精"的重要作用，揭示肾为人体生命之本的内在规律。因此，养生之本在于养肾，调节"三高"，预防冠心病，都可以从养肾开始。

小心！雷区不能碰

每到冬季，神经内科就步入全年的"旺季"。因天气转变，气温下降，血管痉挛收缩，血压升高，导致脑卒中的患者数量明显增加。在这个时候，总会有一些老病号希望打一点疏通血管的药水来预防脑卒中的发生。

"一年打两次吊针，春秋各一次。"这种预防心脑血管疾病的方式在坊间流传甚广，也受到不少中老年人的青睐。而且打完点滴后一段时间内，其血压波动确实得到缓解，人也感觉很轻松。但仅仅通过偶尔向静脉输入一些抗血小板凝集剂和中药活血化瘀制剂，就能预防心脑血管疾病的急性发作吗？答案是否定的。

刚打完点滴，血管是得到了扩张，血液循环加快，人暂时是舒服的，但从长远来看，这种舒服的感觉其实是心理作用大于实际医疗作用。事实上，静脉注射主要用于不稳定心绞痛、心梗、脑梗等急症的治疗，并不能用于预防。

血管疾病的预防和治疗与许多因素密切相关，如性别、年龄、遗传因素都可使易感性增加，其他后天因素，如高血压、糖尿病、吸烟、饮酒等因素，也会成为发病的基础。单靠短时间的输液是不可能去除高血压、糖尿病、心脏病等疾病的危险因素的，更不能使硬化的血管变软。就算你一次连打十天的点滴，十天后依然会有发生心脑血管疾病的风险。而且，长期打点滴还会对血管造成一定损伤。

在输液的过程中，身体要接受外来的物质，它们会通过血管进行交换，这样血管就会有产生炎症的风险，炎症反应会导致血管破溃，脂肪颗粒就会很容易沉积进去。所以，输液一次，就等于损伤一次血管，而且这样的伤害是不断叠加的。

打点滴致死的案例也不鲜见，这是由于很多风险都存在于输液的整个环节。除了药品本身的不良反应和配伍禁忌之外，对患者而言，医务人员的操作（穿刺过程、滴速和用量），盐水（糖水）的质量，输液器及注射器的质量等，均可能引起严重后果。2009 年，郑州市食品药品监督管理局不良反应监测中心接到的一万多起药品不良反应报告中，静脉给药（即输液）占到84.8%。"能吃药不打针，能打针不输液"是世界卫生组织的基本用药原则，但该原则在中国早已被颠覆。中国成为世界首屈一指的"输液大国"。

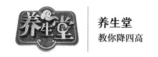

养生千金方

平稳降压，缓解心绞痛

养心宁神茶，清肝降心火

不少人的心脏问题和高血压问题其实根本原因都在情绪上。由于情绪失控，引发肝脏问题，继而导致一系列严重后果。这在中医上叫作肝郁化火，上扰心神。其具体症状包括眩晕、头痛、胸痹、心痛等。它的主要治疗方式要针对情志，同时辅以药物。中医治疗时，以调和肝脾的名方——丹栀逍遥散为主方，并加一些养心安神的药材，如枣仁、百合等。

我们日常居家自我调理时，用完整的方子不太方便，在这个方子的基础上演变而来的"养心宁神茶"则简单许多，也能起到调理身心的效果。

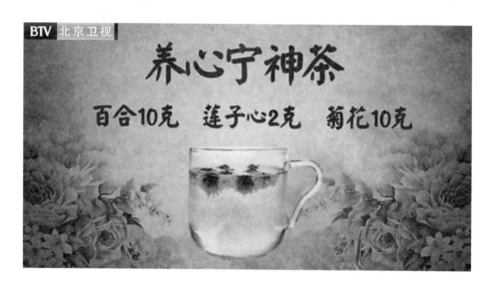

这款养心宁神茶很简单，准备百合 10g、莲子心 2g、菊花 10g，泡茶饮即可。它可以清肝、清心、除烦，还能辅助促进睡眠。如果是心肝火旺引起的烦躁易怒、睡眠质量差等，都可以饮用这款茶饮。

需要注意的是，莲子心是苦寒较重的一味药，不能放太多；如果平时有脾胃虚寒的毛病，菊花的量也不宜太多。

"全素"饮食能否保健康

现在不少人倡导"全素"的饮食，认为这样最健康。它主要强调的是素食的饱和脂肪含量很低，可降低血压和胆固醇。而且这种饮食方式用来减肥也相当有效，素食能使血液变为微碱性，促进新陈代谢，从而把蓄积在体内的脂肪及糖分"燃烧"掉，达到自然减肥的目的。经常素食者全身充满生气，脏腑器官功能活跃，皮肤显得柔嫩、光滑、红润。所以，吃素堪称是由内而外的超级美容法。

而很多心脑血管患者也坚持吃素，因为觉得之前吃的油太多，吃素可以减少胆固醇的摄入，也就减少了心脑血管疾病发生的风险。其实，全素饮食也会产生动脉粥样硬化。

36岁的刘女士自诉其颈部受限，不敢活动，稍微一动则头晕、头痛，经检查，诊断为"颈椎综合征"，且是由于颈动脉粥样硬化病变而引起。但刘女士信仰佛教，长期素食，胆固醇也不高，只有3.15mmol/L，为什么也会有动脉粥样硬化？

刘女士由于长期不食用任何动物性食物，这样做虽然减少了胆固醇和油脂的摄入，但也让她失去了一些重要元素的摄入。例如钴胺素，也就是我们常说的维生素 B_{12}。缺乏维生素 B_{12}，就会导致血液中的同型半胱氨酸的水平升高，从而加速细胞氧化及衰老，损伤动脉血管，削弱免疫系统，增加炎症反应及血栓形成，损伤大脑，甚至降低智力。

维生素 B_{12} 的主要膳食来源为动物性食品，其中动物内脏、肉类、蛋类是维生素 B_{12} 的丰富来源，这就是为什么素食者缺乏维生素 B_{12} 的原因。

我们体内的维生素 B_{12} 可以用2~3年的时间。然而，如果长时间缺乏供应，

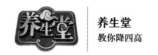

种种缺乏表现就会缓慢出现，其后果是不容忽视的。

有研究发现，食物中的维生素 B_{12} 利用率相当低，多吃富含维生素 B_{12} 的食物对于预防维生素 B_{12} 缺乏意义不大。而素食者缺乏维生素 B_{12} 原因可能是由于在植物性食品中还存在一些维生素 B_{12} 的类似物，它们干扰了维生素 B_{12} 的作用。相关研究数据表明，如果是每日摄入奶类的奶素食者，那么维生素 B_{12} 缺乏并不明显；如果是"蛋素食者"，那么维生素 B_{12} 缺乏的问题就有点严重了。

更要注意的是，老年人随着年龄的增长，大部分人的消化吸收功能会逐渐下降，吸收利用维生素 B_{12} 的能力也将随之下降。故而，一些并非绝对素食的老年人也可能会出现维生素 B_{12} 缺乏的症状。德国的相关研究表明，10%~15% 的老年人实际上都存在血液中维生素 B_{12} 含量过低的情况（按 200pg/ml 为标准），而如果按甲基丙二酸的水平来衡量，有 43% 的老年人都存在维生素 B_{12} 水平过低的状况。

为了避免这种情况的发生，应当提前进行预防，摄入适量的动物性食品，并通过烹调加工把这些食品变得更柔软、细腻、易消化。

严防血管老化，
小心血管"爆炸"

高血压的成因与发展和血管老化问题密切相关。许多老年人都有不同程度的血管硬化现象，血管本身是非常有弹性的，为了使血液流动顺畅，所以血管内壁很柔软。但是硬化的血管内壁则会增厚，使得血液循环不顺畅，导致血压不断升高。"冰冻三尺，非一日之寒"，血管的硬化自然也是一点点发展来的，从弹性减弱到硬化再到粥样硬化逐级发展。而一旦到了粥样硬化阶段，血管就成了"雷管"，心肌梗死、脑出血、脑卒中就会不请自来。而且，千万不要以为只要老年人才会有血管问题，基本上30岁以后，人体的血管就开始老化了，需要我们提高警惕，做好预防工作。

健康候诊室

血管老化有什么后果？

悦悦："孙主任，您手上拿的这是什么？"

孙立忠："这是一段'新鲜'的血管！"

悦悦："我只是透过皮肤看过自己的血管，原来真实的血管是这样的啊！"

孙立忠："是的，这是名副其实的'生命的管道'，我们身体里密布着

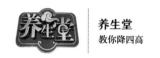

很多这样的血管，它将我们身体所需的养分和氧气源源不断地输送到全身组织。"

悦悦："我听说很多人的血管会硬化，这是怎么回事？"

孙立忠："造成血管硬化的原因主要有两个，一个是血管的自然老化，血管壁会慢慢失去弹性，还有一个就是这样的粥样物造成的动脉粥样硬化。硬化的血管在外观上和正常的血管区别不大，但是血管壁的弹性和正常血管则相差甚远，尤其是血管内部还存在很多粥样硬化。大家可以看到，血管里有大量的粥样物，几乎把血管全堵塞住了。"

悦悦："那血管硬化会在我们身体里造成怎样的后果呢？"

孙立忠："首先，血管硬化、堵塞后血液循环不畅，身体各组织不能顺畅地得到养分与氧气的补给，就会产生各种不适感。另外，粥样硬化的血管加上高压血流的冲击，就很容易产生破裂，而一旦动脉血管破裂，结果自然是致命的。我在急诊科经常能碰到血管破裂的患者，尤其是一些老人，脑出血大家可能非常熟悉，这种疾病大部分就是脑中的动脉血管破裂引起的。脑部的动脉血管是非常细小的，一旦出现破裂，血液就会流出，脑部就会严重受损。急性脑出血的死亡率高达 40%，即便抢救过来，患者也有很大的后遗症，轻则失语，重则瘫痪。由于 50 岁以上人的血管就开始出现不同程度的硬化，所以这种急性脑出血好发于 50~70 岁的人群。"

名医会诊

孙立忠 | 首都医科大学附属北京安贞医院心脏外科中心主任

谨防高血压导致的血管撕裂

我曾接到一位 52 岁的急诊患者，清晨突然感觉胸口难受，像被撕裂了一样，伴随着剧烈呕吐。经过检查发现，他的主动脉血管的内膜层发生了撕裂，出现破口，致使其血管肿得有碗口那么大。这种情况十分危险，随时都可以要了他的命。

血管膨胀到这个程度已经是极限了，随时可能产生爆裂。而血管一旦爆裂，那他就坚持不了几分钟了。

而且，这样的患者可不是一个两个，他们大部分就是由于主动脉粥样硬化，或

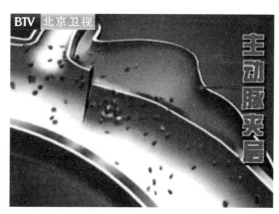

者先天性基因缺失导致主动脉壁薄弱，在高血压的作用下，使得血管内膜被撕裂，血液从破口进入到血管壁的中层，在血管壁的两层之间形成一个像袋子一样的空间。这个袋子里全是血液，越积越多，血管就被撑得越来越大。此时血管壁只剩下一层极薄的外膜，在高压血流的冲击下，很容易发生破裂，而血管壁一旦破裂，血液就会像决堤的洪水一样，让患者顷刻间死亡。

大家对这类血管疾病可能不是很熟悉，但是很多名人都是死于这类疾病。比如爱因斯坦等。我国每年大概有 20 万人会出现类似的情况，但是真正得到及时救治的，只有不足 2%。

我们如何判断自己胸口剧痛是由主动脉夹层还是冠心病导致的呢？首先，主动脉夹层导致的疼痛时间长，强度大，且用药物无法控制。其次，主动脉夹层与高血压密切相关，冠心病则不一定伴随高血压。最后，冠心病只是心脏疼痛，而主动脉夹层则会从心脏开始竖直向下扩散，甚至会引起腹痛。

出现主动脉夹层一定要及时进行手术。但主动脉手术是心血管外科中技术难度最大的手术。它涉及的重要脏器多，死亡率高达 20%，一直是世界

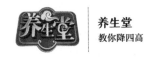
性难题。很多年前我还在阜外做医生的时候，有一名20多岁的主动脉瘤患者，谁也不敢给他做手术。正好有一位国外著名的血管专家来讲学，医院便请他主刀，结果手术还是失败了。

如今，我们自主研发了一项世界领先的技术。我们先用导管给患者建立体外血液循环，阻断坏掉的血管那段的血液循环，然后把坏掉的血管切开，放上我们特有的支架型人工血管，这个支架放好后，我们用人工血管替换病变血管，这种人工血管是用特殊的材料制作的，可以最大限度减少人体的排异反应，随后将人工血管的分支逐一和患者原来的血管吻合。最后，重新建立体内血液循环，手术就成功了。这个手术听起来轻松，但最少要进行 6~8 小时才行。期间不能出一点点差错，否则就会造成患者死亡。

健康自修课

血管硬化的几大征兆

据统计，60岁以上人群血管硬化的发病率高达80%。比例相当高，而且这些人里有一部分已经是严重的动脉粥样硬化。"冰冻三尺，非一日之寒"，血管的硬化自然也是一点点发展来的，从弹性减弱到硬化再到粥样硬化逐级发展。而一旦到了粥样硬化阶段，血管就成了"雷管"，心肌梗死、脑出血、脑卒中就会不请自来。

血管硬化是任何人都避免不了的，千万别以为年轻时血管就肯定没问题，基本上30岁以后，人体的血管就开始老化了，还有些人不到40岁，可血管老化的程度已经相当于50多岁的老人。虽然老化与硬化不同，但我们依然要在年轻时就注意血管硬化的种种征兆。

第一是爬楼梯时会感觉隐隐的胸痛。这是因为在爬楼过程中心肌缺血造成的。别看心脏为全身提供血液，可心脏本身也需要充足的血液才能正常工作。如果心脏血管出现硬化，心肌得不到充分的血液供应，运动时就会出现疼痛，严重的还会出现心肌梗死，危及生命。现在随着居住条件的提高，已经很少有老人需要爬楼梯了，不过你可以用连爬三层楼梯的方式来自测一下，看是否会感到胸痛。如果有，说明你的血管硬化已经相当于中等程度了。

第二是间歇性跛行。间歇性跛行即走路不久就会就觉得腿脚酸痛，休息三五分钟又有所缓解，但是再接着走一段路又会觉得酸痛加剧。很多老人出现类似问题后会误以为是骨质疏松，缺钙，结果补了半天钙却发现毫无作用。其实，这种情况多是由于血管硬化到一定程度后，腿部的血管狭窄，血液不能很好地流通，腿部肌肉血液供应不足，容易疲劳造成的。如果出现这种情况，说明你的血管硬化程度已经非常严重了。

第三是左右上肢的血压差距过大。正常情况下，左右上肢的血压是允许有一定差异的，但不能超过10mmHg。当双上肢血压差超过20mmHg时，就说明一边的血管存在动脉硬化，有血管狭窄的可能。

第四是短暂的意识丧失。例如突然有几秒眩晕，眼前一黑，意识不清，过一会又缓过神来。这说明颈动脉有严重粥样硬化的可能，动脉粥样硬化造成脑缺血，从而引起短暂的意识丧失。

除了以上对男女通用的四点外，还有一个对男性来说非常明显的特征，就是晨勃次数急剧减少。阴茎勃起就是阴茎里的海绵体吸收了充足血液后膨胀的结果，但当男性的血管发生硬化后，血流受阻，就无法为海绵体提供足够的血液，这时候阴茎就无法正常勃起，或者勃起不充分。所以，晨勃的频率与硬度可以间接反映血管的健康状况。

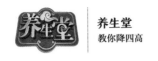

养生千金方

多管齐下，防止血管老化

杜绝不良习惯

血管的健康跟我们的日常生活习惯有着密切联系，不良生活习惯会让血管加速老化。

首先是会引起交感神经过度兴奋的各种习惯。最常见的就是由于工作压力过大，注意力长期高度集中。例如出租车司机，他们需要在夜间工作，非常辛苦。开车时，他们身体里面的交感神经会始终保持兴奋状态，刺激心跳加快，心脏收缩力度加大。这时候，他们的血压就会升高，对血管造成伤害，他们的血管就比别人的衰老得更快，也更容易硬化。

有的人特别容易脸红，他们就属于交感神经容易兴奋的人。因为，脸红就是交感神经兴奋刺激血管引起的，爱脸红的人一定要注意：你的血管可能在你脸红的时候正遭受损伤。除了脸红，交感神经兴奋还会导致心跳加速，这用手按脉搏就能发现。

还有一种人遇到点事就特别容易激动，他们也属于交感神经容易兴奋的类型。激动的时候，交感神经处于极度兴奋的状态。尤其是一些老年球迷，看球的时候特别容易激动，一激动就容易突发高血压，导致昏迷，甚至是死亡。

容易失眠的人也多是因为交感神经兴奋造成的。失眠时，血管所承受的损伤会更大。调查显示：长期"黑白颠倒"的人，患心脏病的风险会比作息正常的人增加一倍。

所以，我们要尽量缩短交感神经兴奋的持续时间。比如，年岁大的人不要过长时间地开车，最好是每半小时就休息 5 分钟左右，这样可以让血压和血管得到适当的休息。另外，适当的运动有助于缓解交感神经兴奋，每天抽出半小时进行轻中度的运动，如快走、慢跑等，对缓解血管压力有很好的效果。

第二个会加速血管老化的重要原因就是吸烟。吸烟是冠状动脉粥样硬化的重要因素之一，相关研究结果表明，吸烟通过抑制血管舒张、增加血管收缩，使斑块变得不稳定；通过启动炎症机制与修饰血脂成分等途径在冠状动脉粥样硬化的启动、触发与进展中发挥着重要作用。

有专业机构做过实验：志愿者在正常情况下被检测出的血管扩张度为9.3%，处于正常水平，而在吸了三根烟之后再次测量，这一数值就立即降到了8%。由此可见，只需接触烟雾几分钟，就会造成血管尤其是血管内皮的各种损伤，这种损害在远离香烟之后的24小时内都会持续。那些每天烟不离手的人就更可怕了，他们的血管几乎无时无刻不在遭受摧残。

食疗切忌盲目

在不少中老年人群中存在这样一种说法：醋能软化血管，治疗高血压。专家明确告诉大家：这个说法是错误的！醋的主要成分是5%~20%的醋酸。醋酸进入人体之后就会分解，变成热量。醋酸并不会进入血管，也就不会对血管产生任何作用。相反，醋会破坏钙元素在人体内的动态平衡，会促发和加重骨质疏松症，所以老年人最好不要长期喝醋。

还有一样东西非常受中老年人欢迎，那就是深海鱼油。大家认为深海鱼油也能软化血管，降低血脂，甚至治疗动脉硬化。其实，深海鱼油不像我们想象的那么神奇。深海鱼油的多不饱和脂肪酸含量确实比淡水鱼高，多不饱和脂肪酸也确实有一定的降血脂作用，但是它并不能直接作用于血管，让血管保持弹性。

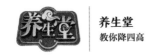
神奇的一氧化氮

三位科学家因为发现一种对血管很好的物质而获得了诺贝尔生理学或医学奖。这种神秘物质就是一氧化氮。通过研究，三位科学家发现：血管内皮不只起到保护血管的作用，这层薄薄的内皮细胞还可以分泌一氧化氮。别小看这一氧化氮，它就像是我们全身血管的管家，控制着所有血管，把血液输送到身体的各个角落。

血压是时刻变化的，比如你跑步时候的血压和你静坐时的血压是不同的。当你的血压因为各种原因突然升高的时候，一氧化氮就会控制血管的扩张，让血流快速通过，从而减少对血管壁的压力；当血流恢复到正常压力时，一氧化氮又会让你的血管收缩到正常状态。

所以，一氧化氮分泌的减少，将直接导致血管衰老。正常人 25~30 岁时，一氧化氮的分泌量是最多的。这时候我们的血管相对来说也是最健康。但是 30 岁之后，人体内一氧化氮的制造能力逐渐开始走"下坡路"。到 40 岁左右，我们血管内皮分泌的一氧化氮已经严重供不应求，此时我们血压升高的时候，就缺少让血管相应扩张变粗的能力，慢慢地，高血压就形成了。

因此，我们要注意从食物中补充一氧化氮。有人会问：一氧化氮明明是气体，为什么食物能帮助补充一氧化氮呢？很多食物含有一种叫精氨酸的物质，它被人体吸收后会通过血管内皮直接转换成血管需要的一氧化氮。曾有专家做过实验：两组高血压患者，其中一组食用富含精氨酸的食物，和另一组食用同样高油脂食物的人进行比较，结果发现食用精氨酸食物的这组人，其血管的扩张能力明显优于没有食用含精氨酸食物的那组人。

花生就是最好的选择之一，它的精氨酸含量最高，每 100g 花生里含有 3.13g 精氨酸。其次是杏仁、核桃和榛子。

吃花生补充精氨酸是有讲究的，首先，花生最好是生吃，炸花生最好不要吃。一是油炸食物对身体不好，二是炸花生里会放很多盐，高盐会引起血压升高，三是高温的油会让精氨酸流失。另外，吃花生时花生皮最好不要剥掉，因为花生皮中含有多种有益成分，可以辅助增加骨髓的造血功能。花生皮同时会增加血液中血小板的数量。不过，血小板很容易堆积在粥样部位，加重粥样硬化的程度。所以建议老年人，尤其是血管存在粥样硬化的人，最好不要吃花生皮。买来的干花生仁不好剥皮，可以把干花生泡在水里，两个小时以后，用手轻轻一剥，花生皮就下来了。

人每天需要的精氨酸在 10~20g，我们从日常的饮食中就已经摄取了大部分的精氨酸，作为补充，我们可以每天食用一把花生。吃花生的时候最好分早、中、晚三次吃，而且要细嚼慢咽。营养学家建议每颗花生至少咀嚼15 次，这样最有利于营养吸收。

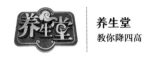
血压不稳?
当心脑卒中!

　　血压升高对我们大脑血管来说可不是好事,因为我们大脑小血管的血管壁是很薄的,通常只有 1~2 层肌肉细胞,它的弹性也很容易受血压影响。而超过 50% 的脑卒中患者都是小血管脑卒中。所以,高血压患者要十分警惕自己的大脑小血管,当心得脑卒中的风险。

健康候诊室

与车祸差之毫厘,原因竟然是它?

　　一玲:"大家都看过之前很火的一个新闻吧?这新闻还上了央视。说是一位 13 路公交车司机在开车过程中突感不适,便紧急将车停在路边,让乘客乘坐后面的公交。乘客见司机状态不对,没有离开,纷纷上前帮忙。但大家也不知道司机是什么问题,有的以为他中暑了,拿出风油精在司机太阳穴按摩,给他扇扇子;有的以为他是心脏问题,便跑到路边的药店去买救心丸。等 120 救护车来了送到医院一查,原来是脑干大面积出血,病情很严重。"

　　黄一宁:"所幸这位司机很有责任心地停稳了车,乘客也不离不弃,及时打 120 将他送到了医院。但脑干出血是很严重的问题,即便能及时送到医院，能不能救回来是个问题，即使救回来，后遗症也不轻。"

一玲："这么严重？脑出血是不是就是我们所说的脑卒中？"

黄一宁："脑出血是脑卒中的一种，占全部脑卒中的 20%~30%，比例看起来不高，但它的急性期病死率却非常高。另外，脑卒中本身的发病基数就很大，基本占我门诊量的一半以上。据统计，我国现有的脑卒中患者约 7000 万人，而且每年新发脑卒中患者 200 万人，其中因脑卒中死亡的大约有 165 万人。"

一玲："这么严重？"

黄一宁："是的，尤其是脑出血，它发生的原因主要与脑血管的病变有关，像高血压、高血脂、吸烟也是很重要的诱因。患者往往在情绪激动或者突然发力时发病。除了死亡率很高，幸存者中多数也留有不同程度的运动障碍、认知障碍、言语吞咽障碍等后遗症，生活质量很低。"

一玲："高血压是脑出血的重要原因之一是吗？"

黄一宁："是的，高血压性脑出血本身就是高血压最严重的并发症之一，它多发生于 50~70 岁的人群，男性略多。长期罹患高血压会导致他们脑部的小动脉发生病理性变化，当他们再因情绪激动、过度用脑或体力劳动等因素引起血压剧烈升高时，已病变的脑血管就很容易因破裂而出血。"

一玲："这种严重的脑出血有季节特点吗？"

黄一宁："有的，冬天心脑血管疾病的发病率是平时的六七倍。我平时一天最多只有四五台手术，等到 11 月份之后，就会激增到每天 9 台，甚至是 10 台，几乎都没有时间休息。"

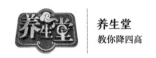
名医会诊

黄一宁 ┃ 北京大学第一医院神经内科主任

监控血压，谨防脑卒中

脑出血和脑梗死哪个更危险？

　　脑卒中的可怕用三个方面的数据就可以总结出来：首先是发病率，我国脑卒中每年新增 200 万人，发病率是欧美的两倍左右；其次是死亡率，一旦发生脑卒中，死亡率高达 1/3，每年因脑卒中死亡的人数占全球总死亡人数的 1/10；最后是致残率，75% 的脑卒中幸存患者会留下各种后遗症，它是引起成人残疾的首要原因。

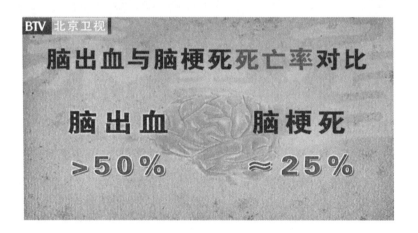

　　脑卒中主要有脑出血和脑梗死两种，发病率都相当高，而且诱因往往很简单，可以说防不胜防。那天就送来两位患者，一位是吃饭时和老伴拌了句嘴，生了闷气，结果一会就开始流口水，筷子也拿不起来了，送医院一查，脑出血。还有一位是年纪大了，被单位找了个理由辞退了，结果喝了半斤酒解愁，一觉醒来半边身体就瘫了，这个则是以前血管就堵了，这次喝酒引起血压波动，造成了脑梗死。

脑出血和脑梗死都是非常严重的疾病，而前者又比后者更加危险。因为大脑的容积是有限的，而脑出血后，溢出的血液就会将脑组织挤得移位。而脑梗死堵的面积毕竟有限，相对来说占位效应要小，因此死亡率和致残率要低于脑出血。

但不管是脑出血还是脑梗死，对高血压患者来说，都是极其危险的存在，因为我们和它之间往往只隔着一步之遥。另外，由于脑卒中发病急，病死率高，而且死亡率往往随年龄增长而上升，但却一直缺乏有效的治疗措施，所以目前普遍认为科学预防是最好的办法。

如何判断自己有无脑卒中的可能？

超过 50% 的脑卒中患者都是小血管脑卒中。人体血管有粗有细，而大脑中最细的血管只有头发丝粗细，很容易阻塞。我们大脑里健康的毛细血管即使很细很短，但粗细匀称；不健康的脑血管则像一个"糖葫芦串"似的，会有很多打结的小点，或大或小，结点中间的血管则会被拉得更加细。这种"葫芦串样"的血管就是变形的小血管，容易堵塞，甚至破裂。

大脑小血管之所以会变形，最主要的原因是高血压。大脑小血管的血管壁是很薄的，通常只有 1~2 层肌肉细胞，它的弹性也很容易受血压影响。为了应对长期的高血压冲击，这些内皮细胞和平滑肌细胞就会被迫增生，造成管壁变厚，管腔变窄。另外一些小血管则被高血压的冲击冲开了，从外观上看起来就像个葫芦。

即便血压在正常范围内，不断的血压波动也会对大脑小血管造成影响。不知道自己血压波动状况的人，可以一天分时测血压七次左右，整体波动不超过 20mmHg 是正常的。

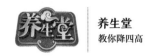
通过测量血压，我们可以分辨自己是不是小血管变形的高危人群，但是提前抓住小血管疾病最隐匿、最意想不到的小症状，才是保命的关键。

一是特定技能的突然丧失。大脑小血管变形出现的征兆多与大脑掌管的特定技能有关，如说话、计算、推理等。我曾遇到一个特殊病例，患者原本英语十分流利，突然有一天起来，一句英语都不会说了，检查后发现，他主管语言的丘脑部分血管出血。所以，如果你突然发现语言功能出现障碍，不见得是什么都不会说，而是经常性想不起来一个物体叫什么名字——也就是医学上的"命名性失语"，这就要提高警惕了，有可能是丘脑的血管发生变形，压迫丘脑导致的。还有的人原来是会计，能写会算，却突然间算数能力下降了，这都有可能是大脑小血管出了问题。

有人会觉得这些征兆老年痴呆也有，不一样的是：因为小血管变形多是局部问题，所以除了特定的技能丧失之外，其他一切正常，而老年痴呆则是大脑的整体功能退化，两者有显著不同。另外，小血管变形都是一阵一阵的，过一阵说不定就好了，而老年痴呆则是逐渐加重、长期存在的。

二是关节的异常疼痛。这个一般人很难理解，大脑小血管问题为什么会造成关节痛呢？原来，当小血管变形，压迫负责身体协调性的部分后，就会造成我们走路不协调，一脚轻一脚重，长期不注意就会造成关节损伤，引起关节痛。不过，很多老人都有腿脚问题，所以这种蛛丝马迹很容易就会被忽视。

如果出现上述两种情况之一，就要怀疑大脑小血管是否出了问题，需要到医院做进一步的检查。

自我监测血管问题

除了观察生活中的"蛛丝马迹"，我们还可以选择主动自测。这里教大家三种简单方便的小血管问题自测方法。

第一种方法是脚尖贴脚背走路，走路过程中要保持身体平衡。如果走得比较歪斜，而且很难掌握平衡，就可能是大脑小血管出了问题。

第二种方法是摸鼻子。首先，睁着眼睛用右手食指迅速地摸自己的鼻子，然后，再闭上眼睛用左手食指迅速摸自己的鼻子。能摸得越靠近鼻尖越准，若是摸到鼻翼或者鼻孔，也就说明你的协调性不佳，可能是脑部问题。在以前没有酒精测试仪的时候，交警就是用这种方式来判断司机是否酒驾的。

第三种方法是画脚丫。这个方法听起来好玩，却是三种方法里最权威、最准确的。这个测试已经有 100 多年的历史了，绝大部分测试结果得到了印证，目前很多神经科医生都会做这个检查。测试方法很简单：用棉签尾端（即木头一端）从脚跟开始，沿着脚外沿慢慢画至小脚趾根部，再转向指侧画去。从脚趾反应就能看出疾病征兆。

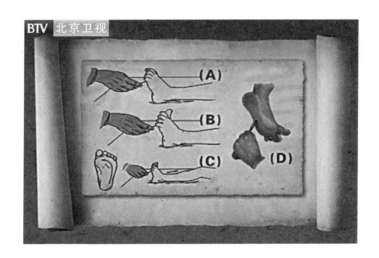

正常情况下，脚丫受到类似刺激，脚趾会向下弯曲；大脑小血管有问题的人，脚趾则会向上翘起。

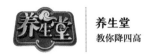

健康自修课

关于脑卒中的几个必备常识

夏天也会发生脑卒中?

脑卒中属于中医学中"中风"的范畴,多因气血逆乱、脑脉痹阻或血溢于脑所致,多以突然昏仆、半身不遂、肢体麻木、舌蹇不语、口舌歪斜等为主要表现。其具有起病急、变化快的特点,具有极高的病死率和致残率。脑卒中主要分为出血性脑卒中和缺血性脑卒中两大类,其中以脑梗死最为常见。

和传统观念里冬季高发脑卒中不同的是,夏季也是脑卒中的多发季节,其一是因为温度变化而诱发血压波动,极易导致脑血管破裂;其二是因为人的情绪紧张,体内应激反应增强,致使脑卒中发作;其三是因为人体内大量水分蒸发,血液黏稠度上升,易诱发脑梗死;其四则是因为睡眠不足、饮食紊乱等,使人体处在疲劳应激状态下,体内激素释放水平改变,刺激血管收缩,诱发脑血管病变。除此之外,糖尿病患者还可因血糖增高,刺激血管内皮组织,导致动脉粥样硬化而诱发脑卒中。

脑卒中患者的早期症状较明显。如出现以下一种或几种症状,虽然短暂却反复发生,就要高度警惕,因为这可能是脑卒中的预兆,要及时到医院治疗。

1. 突然一只眼或双眼短暂发黑或视物模糊。

2. 突然看东西双影或伴有眩晕症状。

3. 突然一侧手、脚或面部发麻或伴有肢体无力症状。

4. 说话时突然舌头发笨,说话不清楚。

5. 突然发生眩晕,或伴有恶心呕吐,甚至心慌出汗等症状。

6. 没有任何预感地突然跌倒,或伴有短时间的神志不清症状。

牙齿从来就不是小问题

美国哈佛大学做过一项为期 12 年、随访超过 41000 名男性的调查，结果显示：五六十岁的脑卒中患者现有牙齿数量明显少于其他疾病的同龄患者，并明显低于同龄人的牙齿数量。进一步研究后得出结论：牙齿少的人更容易患脑卒中。如果你的牙齿少于 25 颗，那你患脑卒中的风险就会增加 57%；如果再少一点，只有 11~16 颗，那患脑卒中风险就会增加到 74%。而正常人的牙齿数量应该在 28~32 颗之间。

牙齿数量与脑卒中发生联系是因为无论你是自然掉牙还是因其他原因拔掉牙齿，口腔里长期积累的细菌和毒素就会从这些缺口进入血管，并随血流进入人体，造成血管及大脑组织发炎，使血管变窄，阻碍血流，导致大脑供血不足，增加患脑卒中的危险。

所以，每餐饭后我们都应该漱口，避免食物残渣引起口腔感染。如果牙齿已经掉落，需要戴假牙的人，在饮食完毕后要将取下的假牙用牙刷刷干净，并将口腔清洁后再戴上。而且，睡觉前应取下假牙，并放在盛有凉开水的容器内。

致命的斑块

不只牙齿里潜藏的细菌引发的炎症可以引发脑卒中，还有一个更可怕的"杀手"，它就像我们身上的一个"定时炸弹"，随时都有可能"爆炸"，那就是血管斑块。血管斑块多是颈动脉斑块，是颈动脉粥样硬化的表现之一，好发于颈总动脉分叉处，与老年人缺血性脑卒中的发生密切相关。

大脑血管中也会出现斑块。大脑后面的椎动脉是很容易长斑块的地方。斑块本身不算可怕，可怕的是它会脱落。脱落的斑块若是堵住了通往大脑的血管，人体瞬间就会因为大脑缺血而直接死亡。

当然，椎动脉斑块掉落不是一天两天的事，在刚开始掉落时，它会引起

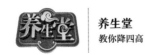

头晕、呕吐等症状，此时就要去医院做检查了；若不及时处理，斑块继续掉落，负责听力的部分就会受到影响，这时候出现的症状就是听力下降；再到后面，眼睛也会出问题，看东西会看出重影。最后，当斑块掉落到基底动脉尖端时，就会产生"基底动脉尖综合征"，这时不仅视力问题进一步恶化，变成一边看得见，一边看不见，就连智力也会受到严重影响。

不过，斑块本身也算是血管的"补丁"，缺少斑块反而是不健康的表现。高血压或者炎症反应会破坏血管壁，身体的修复系统会给变薄的血管打了一个"补丁"，即斑块，以修复损坏的血管壁，如果没有这些斑块，血管就会破裂。斑块只有在累积多了，厚度超过血管的 50% 时，才会对我们的健康带来威胁，如果在 50% 以下，大家不必过于惊慌害怕。

这里教大家一个自测斑块严重程度的方法：摸两侧手腕及足背动脉的脉搏。正常情况下两边的脉搏强度是一样的。若是一边出现了严重的斑块，那侧的脉搏强度就会变弱。此时再去测一下两边的血压，血压差超过 20mmHg 基本就能确定了。另外，分别测量上下肢血压也能说明问题：下肢血压一般是比上肢高的，如果突然发现下肢血压低于上肢了，可能也是斑块累积过多造成的，需要去医院及时治疗。

呵护你的脖子

没有斑块累积的人，如果一些生活细节不注意，也有可能会引发脑卒中，有一位 40 岁左右的阿姨，到理发店里去剪头发，服务生刚给她洗完头，她一站起来就突发脑卒中了。原来，我们在理发店里洗头都是躺着的，头和身体形成的角度很大，脖子卡在水池边上，正好压迫了椎动脉，使血流不畅，时间一长，大脑供血不足，就导致了脑卒中。

由此可见，脆弱的脖子也是很要命的。我们平时坐公交车的时候，经常看到有些人坐在椅子上仰着头就睡着了，这样其实是很危险的。脖子里有几根很重要的大血管，前边是颈动脉（前循环），后面还有一个椎动脉（后循环），是给大脑供血的通道。如果这些血管长时间被卡住，影响供血，之后再突然站立起来，就会因为大脑瞬间缺血而引发脑卒中。

养生千金方

便宜又实用的护脑良药

逆转脑卒中的"两大保险"

脑卒中比心脏病还要可怕，做心脏移植，从人体里摘出来的心脏几个小时以后再放到患者体内，还是可以存活的，但大脑里的细胞一旦死了，是不能再生的，这就是脑卒中最可怕的地方。所以，我们要为我们的大脑准备两份"意外保险"。

首先，就是要注意家里的脑卒中高发场所。

第一个场所是餐桌。很多人对食物比较敏感，三餐做得好吃不好吃都会影响心情，心情变化则会影响心脑血管健康。另外，吃东西被呛到、筷子掉地上等一些难免的突发状况都会导致我们在做应激反应时血压上升，使心脑血管经受更严苛的考验。

第二个场所是厕所。现在还有一些人在家里上厕所是蹲坑的，蹲式上厕所会使我们的腹压增加，腹压一增加，血压就会增加，进一步则会导致颅压增加，脑血管自然就容易受到损伤。建议有条件的家庭还是使用马桶为宜，虽然长期使用马桶会出现便秘等问题，但相对来说比增加心脑血管疾病风险要好得多。需要注意的是，长时间上厕所后突然站起来会造成大脑缺血，容易引起脑卒中，最好方法是做好心理准备，一点一点地站起来。

第三个场所是浴室。天气忽冷忽热，我们洗澡时的水温和体温经常相差

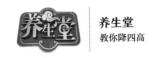

很大，若是洗澡的时候头一下子先遇到热水或冷水，血流就会应激加速，血压就会升高，若是过热的水的话，大脑里的血管还容易因为遇热膨胀而出现破裂。尤其是本身就有高血压的人，更应该注意这点。

其次是食用对的食物，例如蓝莓与枸杞。

一项英国的最新研究表明，蓝莓与枸杞是我们常吃的食物当中抗氧化能力最强的。抗氧化是女性的最爱，因为它可以延缓容颜衰老。其实，由于血管斑块的主要成分是油，油本身无害，氧化之后却会变硬，阻塞血管，造成血栓等各种问题。所以，血管斑块比较严重的人，要多吃抗氧化能力强的食物。

先看蓝莓，在世界卫生组织公布的十大健康食品中，蓝莓是唯一入选的水果。联合国粮农组织也将蓝莓列为"人类五大健康食品之一"。还有人称："蓝莓可能比其他任何一种水果或蔬菜含有的抗氧化物都要多。"

蓝莓不仅具有良好的营养保健作用，还具有防止脑神经老化、强心、抗癌、软化血管、增强人体免疫力等功能，其营养价值远高于苹果、葡萄、橘子等水果。最重要的是，蓝莓含有丰富的花青素，花青素的抗氧化力比维生素 E 还强 50 多倍。

其次是枸杞，德国布伦瑞克试验室针对枸杞抗氧化能力做过一个实验，结果显示：保存了 1~3 年的枸杞，其抗氧化能力是石榴的 3 倍、是橙子的 12 倍、是苹果和香蕉的 150 倍，可以说枸杞的抗氧化指数是目前世界上已知高抗氧化食物中最高的。

枸杞在中医里也是一个好东西，但要怎么吃才能发挥它最大的作用呢？有条件的话，最好能食用新鲜的枸杞或是用鲜枸杞榨汁喝，这样抗氧化的效果会发挥得更好。如果是干枸杞的话，也要会挑才行。先要看，好的枸杞颜色鲜艳但不过分，大小整齐统一，没有潮湿感。其次闻，抓一把枸杞近距离闻一下，如没有辛辣、刺鼻的味道，说明用来熏染的硫黄量不是很大。然后摸，不粘手，而且没有明显结块的，是比较好的枸杞。

对抗脑卒中的三种神奇物质

预防脑卒中，有三种物质是非常重要的，缺少任意一种都会增加脑卒中的可能。

第一种是虾青素。我们都知道，脑卒中多是血管斑块脱落造成的。斑块则是因为血管中的脂肪氧化沉积到血管壁上，慢慢堆积形成的。斑块过大时，就容易造成脱落，脱落的斑块就成了血栓。血栓堵塞血管，脑卒中便很有可能随之而来。因此，预防脑卒中的首要任务就是减少血液中的脂肪氧化，而虾青素就可以有效起到降低血脂，减少血脂氧化的作用。据目前动脉硬化及相关心血管疾病的临床研究表明：低密度脂蛋白的氧化是导致动脉硬化的重要原因之一。低密度脂蛋白一旦被氧化，就很容易附着在血管壁上，进而引起动脉硬化，稍有不慎就可能形成血栓导致脑卒中的发生。而虾青素对潜在脑卒中患者最大的作用就是减少其血液中的低密度脂蛋白的氧化沉积。虾青素减少低密度脂蛋白的氧化作用是维生素 C 的6000 倍！

虾青素是迄今为止人类在自然界发现的最强的抗氧化剂，其抗氧化活性远远超过现有的其他抗氧化剂。另外，虾青素清除自由基的能力也是天然维生素 E 的 1000 倍，黄体酮的 200 倍，茶多酚的 200 倍，葡萄籽的 17 倍，番茄红素的 7 倍。

虾青素对人体的作用不止于此，它还能够保护我们的眼睛和中枢神经系统、防止紫外线对人体产生辐射——常被用在防晒护肤品中。此外，虾青素还能够预防心血管疾病，并增强人体免疫力。同时，它还有一定的缓解运动疲劳、增强机体能量的功能。而对于抗炎、抗感染、抑制肿瘤，虾青素也有不俗的表现。国外有研究显示：给实验鼠按 100~500mg/kg 的标准饲喂虾青素，能显著抑制化学物诱导的初期癌变，并对暴露于致癌物质中的上皮细胞具有抗癌作用和强化免疫功能的作用。

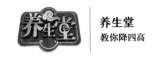
提醒正在服用虾青素的人，在食用天然虾青素时需减少或停止吸烟、熬夜、酗酒等不良习惯，否则会抵消其抗氧化作用。至于那些想要通过虾青素来美容的人，可以采用外用加内服的方法，会让效果倍增。

值得注意的是，少数有胆道功能障碍的人服用虾青素效果不佳，他们在服用虾青素以后一定要注意查看大便的颜色，如果发现大便颜色在服用虾青素以后变成红色，就表示服用者对虾青素的消化吸收不良，最好服用水溶性抗氧化剂，如维生素 C，予以代替。

第二种物质是叶酸。我国的脑卒中发生率非常高，是欧美人的 3~5 倍。之所以如此，和叶酸的缺失是分不开的。据不完全统计，每 5 个中国人里就有 1 个人缺乏叶酸，而他们正是脑卒中的高发人群！

我们都知道叶酸是"胎儿的守护神"，是孕妇必须要补充的物质。其实，我们每个人都要补充适量的叶酸。数据显示：我国居民叶酸缺乏比例高达 20%~60%。人体缺少叶酸的摄入，容易导致血液中的同型半胱氨酸升高，这种物质的升高将直接导致脑卒中发生的概率直线上升。

更可怕的是，缺少叶酸的人不会有特别明显的症状，但是他们若同时伴有高血压，那么患脑卒中的风险将提高 12 倍！研究显示：叶酸对人体是普遍有益的，即便没有高血压，充分摄入叶酸，也可以极大程度地减少脑卒中的发生概率。

高血压人群建议将叶酸和高血压药物一起服用，可有效降低脑卒中发生的概率。但对普通人而言，我国尚未推行叶酸强化食品，大众需要主动从日常食物当中补充叶酸。叶酸之所以叫叶酸，是因为这种物质最先是从菠菜的叶子当中提取的。但菠菜并非补充叶酸的首选，因为菠菜里同时含有草酸。

需要注意的是，草酸和叶酸是两种不同的物质，叶酸是维生素 B 复合体之一，而草酸则是人体中维生素 C 的代谢物。草酸很容易和钙发生反应形成草酸钙，在肾脏沉积，形成肾结石。为了去除草酸，烹饪时我们会先把菠菜焯一下，但草酸分解的同时也会导致叶酸分解加速，可能草酸还没有完全分解，叶酸就已经分解完了。

高温烹饪通常会减少食物当中 50%~90% 的叶酸，因此，那些富含叶酸，又可以生吃的食物才是我们的首选。这里为大家推荐的是西红柿。每 100g 西红柿中的叶酸含量为 133μg，常吃西红柿，可有效补充叶酸。另外，据芬兰一项研究显示：西红柿以及西红柿制品可有助于降低男性患脑卒中风险。这项长达 12 年的研究发现：血液中番茄红素浓度较高的男性，脑卒中风险相对较低。

另外，叶酸是很容易失去活性的物质，例如酒精，就会大大削弱叶酸的作用。所以，酒不离口的人大多数都存在叶酸摄入不足的问题，这点要引起注意！

还有一些其他因素也会导致叶酸的流失，比如紫外线，紫外线的照射可以让食物当中的叶酸快速失去活性。所以当我们买蔬菜的时候，最好带个黑色的布袋，买回家的蔬菜也最好不要让阳光直接照射，这样可以有效保持蔬菜当中的叶酸活性。

最后，一些药物也会影响叶酸的吸收，如阿司匹林、安眠药等。在补充叶酸的时候尽量不要服用这两类药物，如果是必须服用阿司匹林的人，最好让医生来解决这中间的平衡问题。

第三种物质是精氨酸。精氨酸是一种 α 氨基酸，也是 20 种普遍的自然氨基酸之一。前面提到过，精氨酸是和人体血管健康密切相关的一种物质。如果人体缺少精氨酸，我们的血管就会渐渐失去弹性，血压就会猛然增高，甚至会因此导致血管破裂。

不少食物当中都含有精氨酸，我们从平常的饮食中基本足以摄取每天所需的精氨酸量。但高血压患者为了补充足够的精氨酸，需要在日常饮食中额

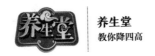

外添加一点富含精氨酸的食物。除了之前提过的花生，很多人爱吃的猕猴桃
也富含精氨酸，而且它还能降低冠心病、动脉硬化等心血管疾病的发病风险，
适合日常食用和自我调理保健。

第五章

降压靠吃药？
你的方法落伍了！

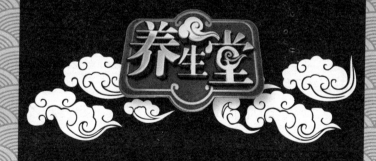

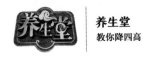

降压有妙药，
穴位来相助

冬季高发高血压，尤其是肝阳上亢型的高血压更为常见，由此所导致的脑卒中更是直接危及人们的生命安全。说到高血压，很多人会想到服用降压药，其实在我们的身体上也有很多可以降压的"药"，那就是穴位。有的穴位能提示血压的高低，有的穴位能帮助高血压患者迅速降压，有的穴位还能在心绞痛发作时救人一命……就让我们一起来认识下这些神奇的"人体大药"吧。

健康候诊室

一个穴位，可以提示你血压高不高

刘婧："各位好！在我们的第1、2跖骨间一直摸，会摸到一个小窝，大家知道这个穴位是什么吗？"

观众1："太冲穴。"

刘婧："哇，大家太厉害了，这都能够回答得出来。没错，就是太冲穴，谷老告诉我们，这个穴位不光有养生保健的功效，还会给我们预警。这到底是怎么一回事呢？"

谷世喆："我现在就请大家，特别是血压有点高的人，脱掉左脚的鞋，按摩自己的太冲穴 1 分钟。"

刘婧："有感觉吗？"

观众 2："酸酸麻麻的。"

谷世喆："哪位更明显一些？"

观众 3："我如果用力按的话，就有点疼。"

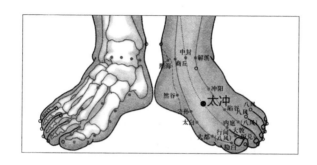

谷世喆："这个穴位其实可以帮助我们检测血压的情况，如果比较酸痛的话，提示血压可能偏高。"

刘婧："我们现场就给这个阿姨测一测血压吧。阿姨您这个血压真的有点高呢，收缩压 165mmHg，舒张压也有 96mmHg。"

谷世喆："我们正常的血压值应低于 120/80mmHg，正常高值血压为 120~139/80~89mmHg，但是也可能会因为心情的紧张、天气的炎热等而造成血压的暂时升高。有的患者血压高了，自己没什么感觉，但是会因为头胀或者其他的病来就诊，结果一看是血压高了。如果血压升高而不自知，造成的危害会很大。所以大家可以通过揉按太冲穴来检测，如果发现有酸痛感，就可以用血压计测量下，确认血压是否真的高了，以便及时发现和及时就诊。"

刘婧："这个检测方法还是很方便的，您可以在晚上泡脚的时候顺便按揉太冲穴，若是有明显的酸痛感，建议量一量血压，看看血压是否正常。"

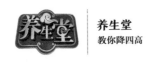

名医会诊

谷世喆 | 国家级名老中医，北京中医药大学教授

冬季高发高血压，"开四关"帮你降血压

冬季高发高血压，尤其是肝阳上亢型的高血压更为常见。这种类型的高血压非常可怕，由此而导致的脑卒中会直接危及人们的生命安全。

为什么冬季容易血压升高呢？到了冬天，天气寒冷，尤其是哈尔滨等东北地区，几乎是滴水成冰。人体的阳气被遏抑在里，而气是运动的，阳气郁于里，就会向上升，造成肝阳上亢。再加上现在的取暖设备比较好，室外寒冷，但室内又太暖和，结果人就容易生内热，热向上蒸腾，也会造成肝阳上亢。

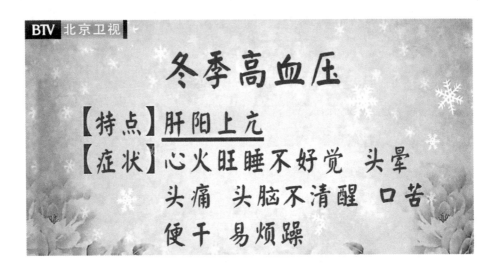

肝阳上亢型的高血压患者容易心火旺、睡不好觉、头晕、头痛、头脑不清醒、口苦、大便干、烦躁等，有些人会出现全部的症状，有些人可能只出现一部分的不适。

针对这种类型的高血压，我们常用的穴位古方叫作"开四关"。四关即合谷和太冲，左右共四穴，简称四关。开四关可以调节人体的阴阳，使得血压达到相对的一个平衡状态。

合谷穴在手背，当第 2 掌骨桡侧的中点处。取穴时，可用一手的拇指指间关节横纹放在另一手拇指和食指间的指蹼缘上，拇指尖所压的地方就是合谷穴。或者把食指和拇指并拢，虎口处隆起的最高部位就是合谷穴。

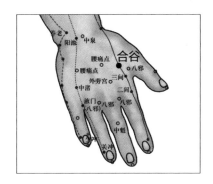

太冲穴位于足背侧，在第 1、2 跖骨结合部之前凹陷处。取穴时，可在脚背上大脚趾与第二脚趾结合的地方向脚腕的方向前推，直到触到骨头连接处，那就是太冲穴。我们前面提到，通过按摩太冲穴，可以简单检测下自己的血压是否偏高。

合谷穴是手阳明大肠经上的穴位，属于阳经。而太冲穴是足厥阴肝经上的穴位，属阴经。肝阳上亢型的高血压是由于阴阳不平衡造成的，现在用这四个穴位相配，一阴一阳，上亢的阳让它下来，缺失的阴把它补上，如此一来，达到阴阳的平衡，血压就会变得稳定。

有了冠心病？这个穴位你一定要了解

冬季里还有一种高发病，那就是冠心病。冠心病发作起来也很厉害，在中医里叫作真心痛，古书上记载"朝发夕死，夕发朝死"，发病非常快。

有个 40 岁的外国朋友因为左胸壁隐痛而去医院就诊，在做了心电图等各种检查后，被确诊为冠心病，其中心电图的 ST 段出现了明显的变化。当时他吃了医生开的药后确实心脏处不痛了，可是疼痛却转移到头部了。为什么呢？冠心病是因冠状动脉血管发生动脉粥样硬化病变而引起的，冠状动脉属于中动脉，大脑中也有中动脉，药物在扩冠改善冠状动脉狭窄状况的同时，大脑中没病的中动脉也被扩张了。所以这位患者才会出现头部胀痛的症状。

后来，这位外国朋友慕名找到谷世喆医生。当时他胸部闷胀，而且手上的小指也出现了麻木的感觉。谷老问诊后，发现他并无颈椎问题，综合以前的检查来看，这些症状都是冠心病引起的。之后，谷老利用针灸疗法，取穴内关、少府和郄门。经过一周三次的治疗，这名患者的诸多症状几乎消失，后来他做心电图复检，发现 ST 段恢复了正常。

在这里重点向大家介绍一下郄门穴。郄门穴属于手厥阴心包经穴，位于人体前臂掌侧。取穴时，伸直胳膊，肘横纹到腕掌侧远端横纹处为 12 寸，取一半的距离即 6 寸，然后再从 6 寸处向手腕部下一横指，在两根肌腱之间的就是郄门穴。"郄"的意思是"深的孔穴"，所以，一般情况下，我们要用大拇指立着重按，这样比较有力量，能刺激到穴位。尤其是当你有心痛症状的时候，揉按这里有救命的作用。

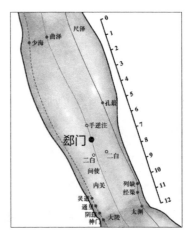

救人如救火，对于一些心绞痛的急性病患者而言，治疗时更需要争分夺秒。如果我们出现了心绞痛，在等到救护车到来的同时，一定要采取一些自救措施。左手离心脏近，而且一般右手力气比较大，一旦发病，可以先揉按左边的郄门穴 60 下，然后再按揉右边的郄门穴 60 下。通过按压郄门穴，血气流通了，症状缓解了，也为急救多争取了时间。

健康自修课

降血压，别忘了调情绪

高血压患者要注意管理自己的情绪，如果脾气不好，经常发怒也容易引起血压升高。尤其是对于年事已高的患者，生气就像一枚"定时炸弹"，随时可能酿成大祸。如何将生气对人体的伤害降到最低？在这方面，太冲穴是个"好帮手"。前面我们提到太冲穴能检测你是否血压偏高，其实它还是一个"消气穴"。生气或郁闷的时候按按它，能帮我们疏肝理气。

太冲穴是足厥阴肝经上的穴位。足厥阴肝经从脚部沿着大腿的内侧向上，环绕阴器，然后进入腹中，夹胃，络胆。我们总会说肝胃不和，肝有病了，不管是肝炎还是脂肪肝，都会影响到胃。肝经由胃继续向上，沿着喉咙后面，向上进入鼻咽部，连接目系（与眼球后的脉络联系），再向上到达巅顶的百会穴。大家可以看到，足厥阴肝经所经过的地方很多，这条线上所发生的病，比如口苦、眼睛红肿、胃口不好、大便干燥等，也都与肝经有关。

如果将肝经比作一棵树木，那太冲穴就相当于树根。如果水不养肝，肝火旺盛，人就容易生气发怒，也容易出现肝阳上亢的问题，这时候的肝脏就像干枯的树木一样。我们知道"交人要交心，浇树要浇根"，这时候刺激太冲穴就相当于把树根的底部浇实了，那树的头部也能得到滋养。太冲穴是肝经的原穴，每天按摩太冲穴有助于理气疏肝，将上亢的肝阳引下来，平息内火。内火灭了，怒气自然也就没了。

除了穴位按摩外，大家还要时刻提醒自己：遇事要冷静。心境平和，这对高血压患者而言是很重要的。人生在世，难免会遇到不如意之事，暴跳如雷非但不能解决问题，反而可能会令自己的血压骤然升高，酿成严重后果。不管遇到任何事，冷静下来，才能积极思考，想出对策。

做到心境平和，不是件容易的事儿。建议大家可以静下心来多读读书，写写字，加强自身修养，防"怒"于未然。在阅读和思考的过程中，也能提高自己洞察和理解事物的能力，这样在发生令人动怒之事时才能正确处理。

养生千金方

经外奇穴，帮你快速降血压

如果想迅速降压，谷世喆医生还介绍了一个神奇的经外奇穴：冲阳下穴。

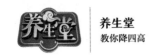
这个穴位即使是在中医的书籍中也很少见到，但它的降压作用很好，将它应用到临床中，也取得了不错的效果。

那么，冲阳下穴到底在什么位置，又应该如何按揉呢？

冲阳下穴大概位于陷谷穴和冲阳穴之间。穴位并不难找，顺着足背第二趾、第三趾之间的缝隙向上推两横指，会摸到两根肌腱，这两根肌腱的交汇处即是本穴。冲阳下穴可以降亢阳，所以有明显的降压作用。

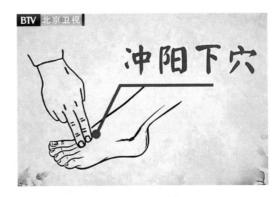

找到穴位后，最好的方法还是针灸。不过，对于普通人而言针灸太难了，不太现实，在这里谷老推荐大家可以使用针灸贴。谷老和他团队所研制的针灸贴不同于一般的膏药，里面所含的是砭石粉。砭石中含有大量的微量元素，贴敷于穴位上，可以被穴位吸收，发挥其最大的作用。中医用砭石治病的记载最早出现于《黄帝内经》，"砭，以石刺病也"。运用砭石治病的医术称为砭术，它与针、灸、药、按跷和导引并称为中医的"六大医术"。

使用时，可以将针灸贴贴在穴位上，这样按压时能产生很强的刺激作用，帮助疏通经络。

当然，你也可以直接用手指按揉此处。每天洗完脚之后，揉揉冲阳下穴、再揉揉太冲穴，可根据情况搭配着郄门、合谷等穴位，每个穴位按揉1分钟。长期坚持下去，对控制血压、提高身体素质都是很有帮助的。总之，穴位就是我们身上的"药"，你可以通过不同的方法，让它们对身体起到保健的作用。

留心低钾高盐，
试试"黄金食谱"

高血压是老年群体中最为常见的一种慢性病，也是对人类健康威胁最大的疾病之一。人体正常情况下收缩压应低于 140mmHg，舒张压应低于 90mmHg。如果非同日测量 3 次，那么收缩压 ≥ 140mmHg 和（或）舒张压 ≥ 90mmHg，就可确诊为高血压。血压升高会使冠心病、心力衰竭及肾脏疾病的发病风险增高。由于部分高血压患者并无明显的临床症状，所以高血压又被称为人类健康的"无形杀手"，因此提高对高血压的认识，学习最健康的降压食谱，对高血压的早期预防、及时治疗均有重要的意义。

健康候诊室

一份神秘的降压药膳

刘婧："今天专家给我安排了一个任务，让我配伍治疗高血压的四味药。我邻居中有位大爷就有高血压，但他每次去医院开方子，一开就是几十味药的复方，只有四味药怎么能治疗高血压呢？"

高思华："中医讲究辨证施治，不同的人有不同的症状，所对应的证型和药方自然也就不一样了。因此既有二三十味药的药方，也有仅四味药的药方。像我们今天给大家介绍的这款药膳，就用了四味药，专治肝阳上亢型高

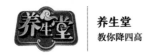
血压。"

刘婧："肝阳上亢型高血压？它具体有哪些症状呢？"

高思华："肝阳上亢型高血压的主要症状为头晕头痛、面红目赤、口苦、烦躁、便秘、舌红、苔黄等，不少人还会出现失眠多梦的症状。"

刘婧："那这种高血压又是怎么引起的呢？"

高思华："多是由情志忧郁、惊怒、肝气不舒、气机上逆所致。"

刘婧："这好像是很多人都会有的情况吧，看来我们还是挺危险的。那您那四味神奇的可以治疗肝阳上亢型高血压的药是什么呢？"

高思华："这就是天麻、桑葚、制首乌和决明子，这四味药与鸡汤一同熬煮效果更佳。在煮鸡汤时，加入 10g 天麻、30g 桑葚、10g 制首乌和 20g 决明子即可，注意在加入鸡汤前可以先把药材泡上 20 分钟。"

刘婧："听起来很简单，那它们是怎么发挥降压功效的呢？"

高思华："天麻本身并不降压，但对高血压引起的头痛等有很好的缓解作用，尤其是肝阳上亢型高血压引起的头痛；桑葚则有通便和明目的作用，对肝阳上亢型高血压引发的便秘、目赤都有不错的效果，这和决明子的功效基本是差不多的；而制首乌也有不错的通便效果。将这几味药合用，基本能缓解肝阳上亢型高血压的主要症状。"

刘婧："我们知道，高血压除了肝阳上亢，还有很多种类型，而且光靠药膳也解决不了，那日常饮食中，我们应该遵循怎样的饮食准则，或说禁忌呢？"

高思华："最基本的准则就是均衡膳食，尽量避免低钾高盐。"

名医会诊

高思华 | 国家级名老中医，东城中医医院首席专家

DASH 膳食，对抗高血压

排盐高手：钾

有一种神奇的物质，它可以帮助我们把吃进去的盐"排出去"，那就是钾。钾有很好的降压效果。我们普通人要排盐降压，每天最好摄入 3.5g 的钾，而高血压患者就得摄入 4.7g 的钾。

但对于肾功能不全的患者，就得注意不能摄入过多的钾。高钾对肌肉有毒性作用，可引起四肢瘫痪和呼吸停止。所有高钾血症均有不同程度的氮质血症和代谢性酸中毒，后者可加重高钾血症。

钾的"黄金搭档"

钾还有一个"黄金搭档"，有了它，排盐降压的效果会明显加倍，它就是膳食纤维。

膳食纤维是碳水化合物的一种（多糖体），也是体内消化酶很难分解的一种成分，也正因为它无法被人体消化吸收，所以之前被视为"食物的残渣"。现在，膳食纤维已经被证明是对人体十分有益的，被视为"第七大营养素"。膳食纤维分为水溶性和非水溶性两种，能够辅助降压的是膳食纤维当中的"水溶性膳食纤维"。水溶性膳食纤维比芹菜等食物中含有的"非水溶性膳食纤维"在降压方面更有优势，它可以进入血液里发挥作用。它具有吸附肠内多余的钠，使其随排泄物一起排出体外的作用，能有效促进血压下降。水溶性膳食纤维还能降低血液中的胆固醇含量，胆固醇是肝脏制造胆汁酸的原料，而水溶性膳食纤维能把胆汁酸吸走，肝脏为了弥补不足，就会利用体内的胆固醇再次制造胆汁酸，血液中的胆固醇便因此减少。所以，水溶性膳食纤维能有效地预防动脉硬化。而且，膳食纤维在肠道里就是肠道有益菌的"口粮"，会促使有益菌把"钠""胆酸""糖分""胆固醇""甘油三酯"等

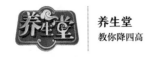
物质统统带走。

在富含水溶性膳食纤维的食物里，含量排名第一的是羊栖菜，相对而言更常见的魔芋排名第二，排名第三的则是香菇了。

研究表明，高血压患者每天摄入30g左右膳食纤维就会有降压效果，所以魔芋、香菇、黑木耳等都是很适合高血压患者食用的。50g魔芋、100g黑木耳、100g香菇的量就能满足高血压患者一天所需。

DASH膳食

对于高盐低钾引起的高血压，建议大家参考"DASH膳食"。"DASH膳食"是由1997年美国的一项大型高血压防治计划（Dietary Approaches to Stop Hypertension）发展出来的膳食计划。在这项计划中我们发现，饮食中如果能摄食足够的蔬菜、水果、低脂或脱脂奶，以维持足够的钾、镁、钙等离子的摄取量，并尽量减少饮食中油脂量（特别是富含饱和脂肪酸的动物性油脂），就可以有效地降低血压，因此，现在常以DASH膳食来作为预防及控制高血压的饮食模式。

DASH膳食包括以下原则：①足量的蔬菜、水果和低脂奶制品；②减少饱和脂肪、胆固醇和反式脂肪含量较多的食物的摄入；③适量的全谷物、鱼、禽肉和干果类；④控制钠、甜点、含糖饮料和红肉的摄入。

减钠是DASH膳食的关键。在标准的DASH膳食中，每日可摄入2300mg的钠，而低钠版的，则每日可摄入1500mg钠，两种不同的标准供不同的健康需求来选择。

具体来说，以每日摄入8368kJ热量为标准，大家可以根据自己每日所需的热量，按比例调整食物摄入量。

1.全谷物。全谷物比精制谷物含有更多的纤维素和营养素，比如B族维生素。可以选择糙米、全麦面包来代替日常食用的白米饭和白面包。五谷饭、杂粮面或麦片粥都是不错的选择。谷类食物的脂肪含量很低，需要注意的是，全谷物在烹饪过程中不需要再添加额外的油脂，例如有的人喜欢在吃面包时抹花生酱，在意面里加奶油，这些最好都不要添加了。

2. 蔬菜。 蔬菜富含膳食纤维、维生素以及微量元素。种类丰富的蔬菜和糙米饭搭配，就是最健康的降压主餐。除了绿叶类蔬菜，我们还可选择不同口感的蔬菜，如黄瓜、萝卜、笋等。另外，可将菜入饭，做成菜饭；或是在蔬菜炒肉中，将肉量减半，而把菜量翻倍。这样每天的蔬菜摄入量就提高了。

3. 水果。 和蔬菜一样，水果富含膳食纤维、钾和镁等，而且脂肪含量也很低。当然，牛油果和椰子等高糖、高脂肪的水果除外。每次用餐后可以吃个水果。如果选择果汁，不要额外添加糖。

4. 奶制品。 奶制品是钙、维生素 D 和蛋白质的主要来源。但是要注意选择低脂的奶制品。很多亚洲人会受到乳糖不耐受的困扰，这时可用酸奶来代替。低脂的酸奶既可以满足人们对甜食的需求，同时还能提供奶制品的营养。酸奶可以搭配水果一起吃，既美味又健康，但注意不要选择糖渍水果。

5. 瘦肉、家禽和鱼类。 肉类含有丰富的蛋白质、B 族维生素以及铁和锌等营养物质，但由于瘦肉中也含有脂肪和胆固醇，因此别让它们成为饮食的主角。尽量多选择一些有益于心脏健康的鱼类，如三文鱼、鲱鱼或金枪鱼。这些鱼类富含 ω-3 多不饱和脂肪酸，有助于降低总胆固醇的水平。

6. 坚果、种子和豆类。 它们是很好的钾、镁和蛋白质的来源。可以在日常菜肴中加入坚果，比如松仁、玉米等；在沙拉和粥中加入适量坚果也是不错的选择。不过坚果热量很高，所以要适度食用。豆制品含有人类所需的氨基酸，是良好的肉类替代品。

7. 油脂类。 油脂能帮助身体吸收某些维生素，并且是免疫系统所必需的。但是，摄入过多的脂肪会增加患心脑血管疾病、糖尿病和肥胖的风险。饱和

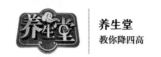

脂肪和反式脂肪是增加胆固醇水平和心脑血管疾病的重要"帮凶"。请限制猪油、黄油、奶油等的摄入量。

8. 甜点。 在 DASH 膳食中，不需要彻底和甜点决裂。人工甜味剂，如阿斯巴甜，可以在满足甜味需求的同时避免额外的热量摄入。因此，可以用零度可乐来代替普通可乐，但别用它来代替牛奶或白开水。尽可能减少摄入额外添加的精制糖，它们仅提供热量，而不会带来任何的营养素。

9. 酒精。 过量饮酒会导致血压升高。DASH 膳食建议男性每日饮酒量不超过 2 杯，而女性则是每日 1 杯以下（1 标准杯约含酒精 14g）。

总体来说，每天要保证摄入足够分量的蔬菜、水果，最好是生吃，如果煮着吃，最好连汤喝掉，因为可以帮助我们把体内多余的盐排出去的钾是留在汤里的。另外，如果不愿意吃那么多蔬菜，可以吃口蘑、小麦胚芽粉等，这些食物都很好。例如肾功能不全又有高血压的患者可以每天食用 100g 口蘑，因为 100g 口蘑含钾 6.32g，其中一般会有 30% 的钾在烹饪的过程中流失掉，而剩下的量恰好可以满足身体的需要。当然，如果不想吃 100g 那么多，也可以少放点口蘑，但是要把汤喝完，因为流失的钾都在汤里。

健康自修课

高盐是怎么导致高血压的？

医学上对盐与高血压的关系已研究了多年，数据显示：高盐摄入可引起血压升高，低盐饮食则会使血压降低。某些住在山区的居民，他们摄盐量很低，几乎没有患高血压的。又如北极地区的因纽特人，他们摄盐量较低，血压也较低，多在 140/90mmHg 以下。

相对而言，"口味重"地区的人往往高血压发病率也高。我国北方人"口味重"，平均每人每天摄盐 15g，南方人口味偏淡，但摄盐也达 7~8g，均超过世界卫生组织建议的每日 3~5g 的摄入量。近年来我国高血压发病率居高不下，与此不无关系。

高盐导致血压升高，主要与以下因素有关。

第一，高盐（高钠）摄入引起水钠潴留，导致血容量增加，同时细胞内外钠离子水平的增加，从而导致细胞水肿，血管平滑肌细胞肿胀，血管腔狭窄，外周血管阻力增大，引起血压升高。

第二，高盐摄入能使血管对儿茶酚胺等缩血管因子的敏感性增强，同时使交感神经末梢释放的去甲肾上腺素增加，另外还能增加血管壁上的血管紧张素受体密度，从而导致血管过度收缩，外周血管阻力增加，血压升高。

第三，高盐摄入引起的钠潴留能使细胞内的钠增加，抑制钠－钾－ATB 酶活性，使细胞外的钙离子流入细胞内的数量增加，同时细胞内钠的增加使细胞内外钠离子梯度消失，钠－钙交换受抑制，使细胞钙排出减少，导致血管平滑肌细胞内钙离子浓度升高，引起血管平滑肌收缩，外周血管阻力增加，血压上升。

养生千金方

防治高血压，一点都不能大意

选对油很关键

大家普遍有一个误区：我血压高了，就绝对不能多吃肉，更不能多吃油。但油脂真的是"三高"，甚至是"四高"的头号大敌吗？有研究表明，那些纯吃素的人，其血管并没有比吃荤素的普通人要更好。关键是要选对烹饪食物的油。

这里为高血压人群推荐的是初榨的山茶油。经中国疾病预防控制中心营

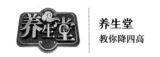
养与食品安全所检测：野山茶油的食疗功效要优于以健康著称的橄榄油。野山茶油的单不饱和脂肪酸含量最高达85%，为所有食用油之冠。因此，野山茶油对于高血压、糖尿病等心脑血管慢性病有很好的食疗功效，并且无副作用。在北京召开的香山科学会上，许多专家学者普遍认为：推广山茶油，对于改善中国人的饮食结构，提高全民健康水平，具有十分重要的作用。

需要注意的是，山茶油的烟点是200℃，我们必须以低于烟点的温度进行烹调，即国际上非常流行的"低温烹调法"。

高血压黄金食谱

最后为大家献上的是广受好评的"高血压黄金食谱"，这个食谱最适合轻度高血压患者。

早餐	牛奶 250ml，煮鸡蛋 50g 小米面发糕 50g 桃仁拌海带丝（海带 100g） 大杏仁 30g
午餐	五彩米饭 100g 素炒绿豆芽（绿豆芽 150g） 素烧芥蓝（芥蓝 250g） 香菇鸡块（香菇 25g，鸡肉 100g） 荠菜丝瓜牡蛎汤（荠菜 100g，丝瓜 100g，牡蛎 10g） 水果 250g
晚餐	花卷 100g 红烧黄花鱼（黄花鱼 75g） 烩黄花菜菠菜（菠菜 250g，黄花 15g） 凉拌紫甘蓝（紫甘蓝 250g） 紫菜蘑菇汤（紫菜 20g，蘑菇 50g，虾皮 3g） 水果 250g

需要提醒大家的是，以上一日三餐的食谱要在高血压患者不停药的基础上辅助使用。若是有潜在高血压风险的人，也可以尝试。

好情绪是
血管健康的基础

我们都知道高血压与人的情绪息息相关，而极致的情绪刺激还会让我们的心血管系统完全崩溃。而这种崩溃最开始的表现就是"扑克脸"，即表情淡漠。相关研究证实，长期表情淡漠，有"扑克脸"的人多有心血管问题。严重的还会出现多次心梗。所以，我们需要通过各种方法调节自己的情绪，让自己笑脸常开，以舒缓血管压力。这样不仅能愉悦身心，更能降低罹患心血管疾病的风险。

健康候诊室

当心可怕的"生死表情"

悦悦："这有一份来自一家精神病医院的死亡数据，精神病院 50% 的重症患者最后的死因都只有一个！不是抑郁自杀，而是和每个人都可能得的一种疾病有关！"

刘梅颜："是的，这些患者都有一种十分相似的表情——就是淡漠，即俗称的'扑克脸'。而这种淡漠表情的出现，和他们相同的死亡原因有着直接的关系。而且这并不是精神病患者的特有表现，这种淡漠表情，每个人都可能会出现。但扑克脸只是表面现象，是患者在死亡之前最后一段时间里的

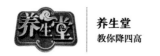
主要病症之一，而真正的罪魁祸首是心梗。"

悦悦："为什么精神病院里的患者多死于心梗呢？"

刘梅颜："如果长期观察这些患者，就会发现他们都有'扑克脸'的问题。而极致的情绪刺激会让我们的心血管系统完全崩溃，这种崩溃最开始的表现就是'扑克脸'。安贞医院心脏研究中心特意做过一次真人实验，通过志愿者的面部表情来了解他们的血管状况，结果显示：长期表情淡漠，有'扑克脸'的志愿者多有心血管问题。在接受测试时，看到那些令人惊恐的车祸画面，志愿者其实是有相应感受的，但是不知道为什么当时却毫无表情。其实，这是因为人的面部表情与人的面部的肌肉和血管有关系。像惊讶、皱眉、微笑等表情是要牵引到面部的口轮匝肌和眼轮匝肌的。如果你的心肺功能有问题，冠状动脉狭窄，就会本能地将各种耗氧动作降到最低，如果硬要做出这几样表情，就会感到不舒服。所以，心梗患者会不自觉地就变成'扑克脸'。"

悦悦："那是不是表情夸张要比淡漠好？起码证明我的血管是健康的？"

刘梅颜："表情太夸张也不是好事。表情太丰富的人每次面对应激反应的时候，表情都特别夸张，说明他的肾上腺素、去甲肾上腺素分泌很多，而它们都是刺激心血管的物质，久而久之也会导致种种心血管问题。"

名医会诊

刘梅颜 | 首都医科大学附属北京安贞医院心内科主任

坏情绪如何引爆血管？

"扑克脸"的出现，表明我们的心血管出了问题，很容易患上心梗。美国印第安纳大学医学院急诊部在 2014 年曾跟踪调查过 50 位患者，结果发现，严重心肺疾病患者在通过视觉刺激后往往面部表情没有变化。严重心肺疾病患者和非严重心肺疾病患者在惊讶的表情上有显著差异。

其实，"扑克脸"并不是没有情绪，它反而是当一个人的情绪、压力到达极致，血管受到极大的伤害时，才会出现的一种表情。我们的心脏很小，和我们握起来的拳头差不多大。如果你出现了坏情绪，比如暴怒、大哭等，这时候，你身体里的肾上腺素、去甲肾上腺素等物质就会快速升高，引起心率、呼吸加速，并且慢慢地摧毁血管。同时，还会释放一些炎性物质，会刺激血管长出动脉粥样硬化的斑块，或者导致已有的斑块破裂，迅速形成血栓，造成急性心梗。

曾有机构做过实验：对比两组小白鼠，一组一直受到人为刺激，如明火、突然的噪声等；另一组则一切如常。最后解剖发现：正常小白鼠的心脏是粉红色的，而长期受到惊吓的小白鼠的心脏会变黑、变小，这说明它的心血管系统已经濒临崩溃。

坏情绪也有分类

了解坏情绪的分类，有助于我们"对症下药"。坏情绪大致可分为外伤型和内伤型。

外伤型俗称"容嬷嬷型"，主要特点是：咄咄逼人、好胜心强、努力工作、急躁易怒。外伤型情绪伤人也伤己。在他咄咄逼人的时候，其身体内的肾上腺素也开始分泌，刺激交感神经，使得血压升高，损伤血管。

如何判断自己是不是外伤型，最好的方法不是自我反思，而是去询问家人和朋友，看自己有没有过歇斯底里、不可理喻的情况。如果确认自己是外伤型，最好的解决方法就是使用一种能增加幸福感的"药物"，那就是幽默。每天看幽默视频或者听相声段子，开怀笑 30 分钟即可。

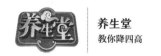
美国洛马林达大学的斯坦雷教授曾做过实验：把心梗患者分为两组，一组只采取常规疗法，如运动疗法、饮食疗法、投药疗法；另一组则在疗程中加入每天观看30分钟幽默录像的项目。结果显示：观看幽默录像的一组人，无论男女都取得了更好的治疗效果——心律失常减少，血压以及儿茶酚胺（心律失常诱发的分泌物）浓度降低。所以，在美国的一些医院里，还专门开设了"幽默室"。

外伤型相对来说容易判断，也方便治疗，但内伤型就比较复杂了。他们的感情不容易外露，总是习惯隐忍，在不知不觉间已经身处十分危险的境地。

有这么一个案例：65岁的王阿姨平时一直很注意身体健康，她发现只要一到周五，自己血压就会飙升到160/110mmHg，且头痛欲裂，坐立不安，吃什么降压药都不管用。原来，这种"周五综合征"的背后是她的紧张情绪。她的独生子一年前结了婚，和儿媳妇生活在一起，每周五晚上回来吃饭。但有一次儿媳妇在吃饭时无意间表达了王阿姨做的菜不对胃口，从此，王阿姨每到周五就开始为这顿晚饭发愁，甚至每到周四晚上就开始失眠，血压自然就飙上去了。

王阿姨就是典型的内伤型：忍气吞声、压抑情绪、人际沟通过分焦虑。表面看似平静但内心汹涌，很容易在心里憋着一些负面情绪。内伤型的人除了会分泌过多的儿茶酚胺之外，还会导致体内的炎性物质水平升高，会让血管损伤加倍！而且，这种"内伤"若不及时排解，时间一长就会引起五羟色胺水平下降，既容易导致抑郁，也会让心血管出现意外的风险加倍。

芬兰首都赫尔辛基的一家研究机构在调查过居民猝死或发生心肌梗死的原因后，列出了一个"诱发心肌梗死的危险事件指数榜"，指数越高，危险越大。

其中"一起居住的家人增加"事件的指数是39、"与家人关系紧张"

事件的指数是 22、"改变生活习惯"事件的指数是 12，"改变饮食习惯"事件的指数是 11，这几项相加就是王阿姨的状态，危险事件总指数为 84，这比离婚还要高出 4 个危险点。

对于内伤型，在生活中最佳的调理方法是"色彩疗法"。无数心理学实验证明：缤纷的色彩更容易引起人类的愉悦感。内伤型的人要每天给自己制造愉快的幸福感，例如可以选择色彩缤纷的衣服，如橙色、红色、粉色，等等。还可以通过美丽缤纷的鲜花来调节情绪，2005 年一份发表在《心肺疾病康复杂志》上的对 107 例患者进行调查后的研究结果发现，那些每天进行一小时园艺活动的心肺疾病患者，比那些只接受一般治疗的患者的疗效更显著。现在日本流行的"鲜花疗法""园艺疗法"，就是因为鲜花和绿叶植物可以起到镇静、缓解压力、帮助降低心率、平稳血压的作用。

一般来说，黄色的向日葵放在餐桌上，会让人食欲大增；书房里则比较适合放红色的玫瑰花，会让人精神愉悦，又积极向上。粉色的玫瑰花、康乃馨适合放在卧室里，特别是女性的梳妆台上，因为粉色、紫色特别能够促进女性的雌激素的分泌，让女性变得更安静、娇美。阳台上则适合放茉莉花，从茉莉花中提取出的茉莉精油是治疗精神抑郁的有效物质，而天然的茉莉花散发出的香甜味道也可以消除压力。厨房可以放置一些绿萝，绿萝被称为"天然的净化器"，能吸收空气中的苯、三氯乙烯、甲醛等有害物质，而且它四季常绿，能舒缓压力、缓解抑郁。

远离凉水

测出自己属于哪种性格之后，很多人会担心自己不知什么时候就突然得了心梗。比如有些人在上下楼梯，做费力的事情时都没事，却在洗脸的时候突然心绞痛发作。

原来，早晨刚刚起床的时候，我们的冠状动脉比较细，皮肤血管的反应

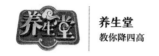

也不充分，所以容易发生心梗或心绞痛。而且，洗脸时我们会低着头，呼吸会稍微变得不畅快，此时若再加上冷水洗脸的刺激，让血管收缩，心梗就更容易发生了。

所以，心脏病患者一年四季都要用温水洗脸，此外，漱口时头不要仰得过高，仰得过高容易导致心梗发作。特别是冬天的时候，皮肤一接触到冷水，血管就会立即收缩，一分钟内血压就会升高，很容易导致心绞痛、心梗的发作。

健康自修课

心梗风险自查与预防

刘梅颜主任曾接诊过一位患者，他叫小刘，39岁，短短两年时间里，他就得了三次心梗。第三次心梗入院后，他死活都不愿出院了，因为他不知道下一次心梗会在什么时候发生，也不知道能不能挺得过来。其实，在第一次心梗发生后，他就开始正视自己的身体问题，严格按照医生的指示：回家按时吃药、控制血压、注意饮食、增加运动、减少工作强度，等等。但是，第二次、第三次心梗还是发生了。第三次快要出院时，他拿着厚厚的病历坐在医生办公室不愿离开，害怕出院后心梗再次不期而至。

小刘的案例说明一个问题：情绪直接造成的心梗"无药可救"。原来，小刘虽然按照医生的嘱咐在吃药、食疗、运动等方面做了工作，但却控制不住自己的情绪。他第一次心梗就是因为和别人吵架，回去后越想越生气，结果气出了急性心梗。即便得了两次心梗后，他依然不能很好地控制自己的脾气，遇到想不明白的问题就容易发怒，砸东西，甚至是打自己发泄。这样极端的负面情绪，才是他几次心梗的罪魁祸首。

小刘的这种情况其实每个人都有可能发生。这里教大家一个方法，自测自己有没有被坏情绪引爆血管的风险。首先你需要一台血压计，这个每个有老年人的家里都应该自备一台，方便随时检测家人的血压状况。

在测试前，先测量一次正常的血压。在测试中，做 60 秒的算术题，例如 300 减去 7 减去 7 减去 7……不断运算结果（一定要保证运算速度，60 秒至少做 25 道）。做完算术题后，再测量一次血压。用测试后的血压减去测试前的血压，如果结果大于 20mmHg，那就说明你存在因坏情绪产生心梗，甚至猝死的风险。

如果测试结果显示你有心梗和猝死的危险，就要采用医学上的一种有效的训练方法——拉长反射弧，来控制情绪。反射弧是人体执行反射的神经结构，由感受器、传入神经纤维、中枢、传出神经纤维和效应器构成。

简单来说，反射弧代表一个人反应速率的快慢。有人在街头做过实验，实验人员趁行人不注意的时候突然拍他们一下。行人从被拍到回头的反应时间从 0.3 秒到 1.3 秒不等。这就是由他们的反射弧不同造成的。

所谓"拉长反射弧"，其实就是让你的心脏和心血管系统变得更加理性，不要一惊一乍。这样在面对突来的压力和刺激时，就不会产生极端的负面情绪，也就不会分泌过多的儿茶酚胺来伤害心血管了。航天员在搭载火箭上天的时候，他们的血压、脉搏都能保持平稳，这就是在平时的专业训练中拉长了反射弧所致。

最简单的拉长反射弧的方法是每天深呼吸 10 分钟，跳绳 30 分钟，做体操或跳广场舞 30 分钟。因为单纯的运动刺激可降低安静时 α 运动神经元的兴奋性，会让我们的神经反射弧变得更加"理性"。

另外，如果是不喜欢做运动的人，还可以选择安静的训练方法：比如喝咖啡的时候看一些缓慢游动的鱼的视频。因为咖啡是一种可以刺激大脑中的内啡肽，产生愉悦情绪的饮品，此时再看一些多姿多彩的鱼在缓慢游动，会有一种赏心悦目的惬意感。另外，还可以通过闭着眼睛吃东西来锻炼协调能力，也能起到一定的拉长反射弧的作用。

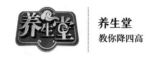

养生千金方

食疗妙招，逆转血管损伤

有不少食物可以帮助我们修复受伤的血管，在这里为大家推荐六种。

第一种是富含谷维素的玉米。谷维素能抗心律失常、防治动脉粥样硬化，消除血管紧张，还有降血脂、抗氧化、抗自由基的作用。在"富贵病"高发的今天，多吃点玉米可以起到一定的预防心血管疾病的作用。

第二种是营养丰富的麦麸。麦草含有的主要营养成分都在麦麸当中，里面有大量的 B 族维生素和丰富的微量元素，如硒等，有很好的降血压和降胆固醇效果。另外，麦麸中的植物纤维素还能有效调节肠胃蠕动，保障肠胃功能的正常运行。麸皮中富含的膳食纤维还具有很好的降糖功效，一些国家近年来就把增加膳食纤维的摄入作为抑制糖尿病的对策之一。

第三种是能降低血浆胆固醇的米糠。科学家在 1996~2000 年曾在美国、芬兰和挪威开展了 5 项大规模研究，研究结果显示：经常食用全谷食品的受试者的冠心病发病率明显要低于其他人。所以，他们建议大家少吃精米，多吃糙米。将玉米、麦麸、米糠这 3 种食材搭配起来食用就很好。

第四种是可以和前面杂粮粥搭配食用的橙汁。橙子里富含维生素 P，能扩张血管，降低血液黏稠度；橙子里的类黄酮和柠檬素还能增加高密度脂蛋白，减少低密度脂蛋白，从而保护血管，促进血液循环，降低冠心病和脑卒中的发生风险。另外，橙子的芳香气味还可以愉悦身心，缓解抑郁和压力。所以每天吃一碗杂粮粥，再喝一杯橙汁，就是保护心脏健康，逆转血管损伤的食疗良方。

第五种是可以当成饭后零食的核桃、花生和腰果。这类坚果含有不饱和脂肪酸，能为神经细胞的细胞膜提供营养，减小兴奋在细胞之间传递的阻力。在一项调查中发现：吃坚果对控制血脂和降低心脏病发病风险很有益处。每周食用两次以上坚果，能够降低人们患心脏病的风险，不过，坚果每天的摄入量不宜超过 30g。

第六种是不容小觑的维生素 P。血管粥样硬化的最开始是血管内皮的损伤。血管内皮薄薄一层，每天却要经历将近 12 万次的血液冲刷——全身每一处血管都要经历这样的高强度考验。与此同时，血管还要随着血压变化而不断进行扩张和收缩。每一次的冲刷都有可能对血管内皮造成伤害。

受到伤害的内皮不但不能很好地分泌一氧化氮，帮助血管舒张，而且细胞间很容易出现空隙，一旦细胞间出现空隙，低密度脂蛋白胆固醇就会在空隙之处扎根，逐渐形成粥样硬化。如果血管内皮细胞发生坏死和脱落，它会分泌出一种物质让正常的血管内皮细胞无法再分泌一氧化氮，这时候血管就会更加快速地发生粥样硬化。

因此，我们需要补充一种能保持血管内皮完整性，让血管特别有韧性的营养素——维生素 P。维生素 P 既可以辅助降低血液中的低密度脂蛋白胆固醇的含量，又可以帮助增强血管的柔韧性，尤其是毛细血管的柔韧性。

很多食物中都含有维生素 P，一般含有维生素 C 的蔬菜、水果都含有维生素 P，比如橙子、山楂、杏、杨梅等，它们的维生素 P 含量都比较丰富。但维生素 P 含量最丰富的还要数茄子了，每 100g 茄子含维生素 P75mg 以上。

一般人吃茄子都会削皮，但维生素 P 主要存在于茄子皮和茄肉连接的这一层里。皮一削，就把维生素 P 全削掉了。同时，维生素 P 在 120℃以上时很容易流失。所以要保证茄子里的维生素 P 被完整吸收，可以选择将茄子切成小条，短时间蒸熟即可。

在这里，让营养专家杜广贝先生教大家做一道营养又美味的鸡肉炒茄丝。

材料：

茄子 1 个、鸡肉 50g，调料适量。

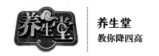

制作方法：

首先，将茄子与鸡肉切成丝备用；然后在锅中倒入大量水，点火烧开；再将切好的鸡肉丝放入水中焯一下，烫煮20秒后捞出放在一旁；将锅擦干后，放入少量油、姜片和蒜泥，煸炒数秒，再将茄丝放入锅中翻炒（注意油温不能过高，避免维生素P流失）；等茄丝炒到半熟时，再倒入鸡肉丝与酱油，继续翻炒；出锅前还可放入一些尖椒丝调味润色。

这道菜里不仅有维生素P含量丰富的茄子，还有富含精氨酸且低胆固醇的鸡肉，是当之无愧的保护血管健康的"明星菜肴"。

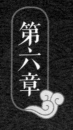

第六章

"控压"先"控嘴"，
如此饮食才健康！

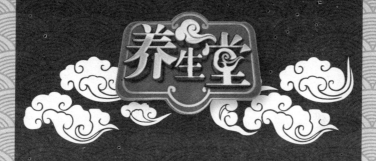

高血压怎么治？
先从吃开始！

　　动脉血压高于正常叫作高血压，它是一种以动脉压升高为特征，伴有心、脑、肾等器官异常的全身性疾病。高血压分为原发性与继发性两种：继发性高血压是由某些明确疾病引起的，它只占高血压患者的 5%~10%；原发性高血压则占 90% 以上，其病因尚不完全明确，但与家族的遗传、吸烟或食盐过多等不良习惯、职业、性别和情绪等因素有关。

　　临床上根据高血压的严重程度以及对心、脑、肾器官损害的程度，将其分为轻、中、重三度或Ⅰ、Ⅱ、Ⅲ期。但其实，高血压还可以根据具体特征分为诸多类型。这里介绍的就是其中最易被大家忽视的一种：盐敏感型高血压。

健康候诊室

每天吃多少盐才健康？

　　悦悦："今天一上来，我给大家准备了 5kg 盐，各位观众觉得自己要吃掉这 5kg 盐需要多久的时间？"

　　观众："我口味比较重，尤其喜欢吃腌制品，这些估计够我吃个大半年吧。"

悦悦："这满满两盆盐你大半年就能吃完？那我估计你得好好注意自己的身体了！我们都知道，盐吃得越多，血压越容易升高。"

于康："是的，升压的原因有很多，但对我们中国人来说，有一个显著的原因，那就是盐的摄入量过多。据北京卫生部门调查，北京每人每天的食盐量是 13.4g，一年就是 4891g！盐摄入量严重超标，就很容易引发高血压。"

悦悦："我听说得了高血压就如同在血管里装了个不定时炸弹，还会使冠心病、心力衰竭及肾脏疾病等的发病风险增高。我知道国际卫生组织规定的每天健康食盐量是不超过 6g，我们也要按照这个标准要求自己吗？"

于康："这个标准随着时间的推移现在已经有些落伍了，最新的研究表明，我们最好把盐摄入量控制在每天 5g 以内，而且这个标准针对的还只是健康的成年人，对有高血压问题的人而言，盐摄入量还得再减少。"

悦悦："还得再减少？那些口味重的人可怎么办呢？我们平时出汗不是也会消耗盐分吗？如果每天需要的是 5g，我们是不是可以酌情再多吃点？"

于康："其实，我们人体每天所需的钠盐只是 2g，那剩下的 3g 已经是考虑到每天出汗的消耗，甚至是饭菜的口感了。所以，控盐刻不容缓！尤其是对患有盐敏感型高血压的人来说。"

悦悦："盐敏感型高血压？还有人对盐敏感吗？"

于康："有人吃得非常清淡也会得高血压，这是由于我们对盐的敏感程度不同造成的。如果你对盐非常敏感，那即便吃得非常清淡，也容易得高血压。特别是家里父母双方都患有高血压的，子女属于盐敏感型高血压人群的可能性就更大。"

悦悦："但是控盐真的很难做到啊，大家一定都深有体会。没有盐，吃饭都没有滋味。"

于康："没关系，我们可以提前把每天全家人的食盐量算出来，比如我

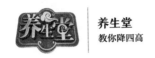
家有两口人，那每天所需盐量就是 10g。我先把这 10g 盐单独盛出来，平均分配到一天三餐中，如果前面两顿用得多，第三顿无论如何也不能再加了。"

名医会诊

于康 | 北京协和医院临床营养科主任医师

孙宁玲 | 北京大学人民医院心脏中心副主任、高血压研究室主任

防治盐敏感型高血压的三大法宝

对于盐敏感型高血压，一定要利用好三种神奇的元素。

钾

补钾可以防治高血压是一个医学常识。我们普通人要排盐降压，每天最好摄入 3.5g 的钾，而高血压患者就得摄入 4.7g 的钾。人体就像一个小型化工厂，各种原料在这个化工厂里进行相对平衡的化学反应。在我们身体的细胞内液里含有钾，细胞外液含有钠，二者互相平衡，维持体内细胞的正常运转，调节血压。但是，血管里有一条离子通道，当体内的钠增多了，钠离子想要进入这条通道时，很活泼的钾离子就会出现，把钠离子给挤走，让它"走肾，不走心"，通过尿液排出体外。由于水跟着钠走，所以钾排钠就等于把水也排走了，血压就降下来了。

这里给大家推荐三种含钾高的干菜：干冬菇、干银耳、干辣椒。

这三种干菜每 100g 的含钾量都超过 1g，远远超过其他食物的含钾量，经常吃这三种食物，就不用担心身体钾元素摄入过少的问题了。这三种蔬菜在新鲜的时候含钾量就很高，做成干菜以后，它们所含的钾更是被浓缩了，

但是钾的品质却没有被降低和破坏，因此它们成为含钾量排名前三的三种食物，特别是干银耳。

需要注意的是，干银耳的挑选很讲究，因为现在有不法商贩会用一些硫黄泡过的银耳来滥竽充数。挑选好银耳，有以下三个方法。

1. 看外观。如果银耳看上去特别白，最好不要购买，这很可能是后期经过化学药剂处理过的银耳。通常情况下，熏制过的银耳耳片与耳基之间颜色泾渭分明，而未熏过的银耳从耳片到耳基颜色是渐变的，类似国画的渲染。

2. 掂重量。买银耳时最好用手掂量一下，如果比较沉，可能就是被硫黄熏过的，或加了"料"，最好不要购买。

3. 闻味道。质量好的银耳可以闻到银耳特有的香味，而被药物处理过的银耳，闻起来则有刺鼻的味道，特别是干银耳被熏蒸过后会有异味，凑上去闻会很刺鼻。

如果对买回家的银耳不放心，可以通过多次浸泡来去除硫黄。因为硫黄是活性极强的物质，属于水溶性毒素，可以将银耳放在温水中浸泡 1 个小时左右，然后反复换水至少 3 次以上，这样就可有效去除硫黄。

镁

第二个降血压的好元素是镁。英国的赫特福德郡大学曾做过一个实验，他们邀请了 1000 多名志愿者来接受补镁降压，结果发现：如果每天补充镁元素的量在 370mg 以上，可以降低收缩压 3~4mmHg，降低舒张压 2~3mmHg，并且随着补镁剂量的增加，降血压效果更加明显。

镁是哺乳动物和人类所必需的元素，它是细胞内重要的阳离子，参与蛋白质的合成和肌肉的收缩。镁可以防止钙流入细胞，抑制血压上升，预防心脏病。另外，多摄入镁，还能够有效预防老年痴呆。镁在人体运动功能活动

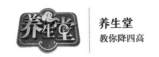
中扮演着十分重要的角色。人之所以活着，全靠体内一系列复杂的生物化学反应来维持，而催化这些生化反应则需要上千种促酶（生物催化剂）。研究发现：镁可以激活325个酶系统，把镁称为生命活动的"激活剂"是毫不夸张的。人到中年以后渐渐出现如冠心病、高血压病、高脂血症、心肌梗死、糖尿病等疾病，多与体内镁含量降低有关。

我国营养学会推荐18岁以上成年人每天镁的适宜摄入量为0.35g，美国则推荐成年男性是0.42g，女性是0.32g。含镁比较高的有一些坚果，其中冠军是榛子，每100g含镁0.502g。西瓜子每100g含镁0.448g，葵瓜子每100g含镁0.267g，花生每100g含镁0.171g。要满足我们每天需要的镁摄入量，每天大概要吃100g榛子，或者100g西瓜子。若是葵瓜子，就得吃200g。

钙

近年来有科研人员发现，人体缺钙也会引发高血压。据美国医学杂志报道：每日食钙量少于0.5g的孕妇，与食钙量多于1g的孕妇相比，前者高血压的发病率比后者高了10~20倍，这是一个相当悬殊的对比。而对一般人群的调查结果显示：每日食钙量小于0.3g者的高血压发病率是每日食钙量大于1.2g者的2~3倍。

牛奶、酸奶、奶酪、荠菜、菠菜、西蓝花、虾皮等都富含钙质。牛奶里面含有帮助钙吸收的维生素D，喝完牛奶后去晒20~30分钟的太阳，就能够保证钙质的充分吸收。虾皮也是含钙大户，100g虾皮含钙0.991g。但它们都没有奶酪的补钙效果好。每100g奶酪的含钙量是0.799g，是牛奶的7倍，是酸奶的5倍，虽略低于虾皮，但其吸收效果要比虾皮好。虾皮中钙的吸收率是30%，奶酪中钙的吸收率则是40%。

黑芝麻的含钙量也非常高，100g牛奶中含钙约110mg，但是每100g黑芝麻含钙量就达到了 780mg。芝麻还有一个"黄金搭档"——山药。山药配芝麻可以起到很好的补钙作用。山药含钾，能够排除血液中的钠，降低胆固醇，山药当中所含有的膳食纤维可以促进肠胃蠕动，有助于消化，此外，山药中的多糖蛋白质可以健脾、补肝、固肾。芝麻和山药如果一起搭配吃，补钙的效果会更好。

健康自修课

吃盐也有讲究！

我们知道，高盐与血压升高关系密切。为了控盐，专家推荐全国推行新的刻度盐勺，它按一下就是 1g，不会多也不会少，方便我们掌握每日的盐摄入量。美国 DASH 团队研究发现：在不控制病患盐量摄取、不改变体重的条件下，若能遵循 DASH 膳食原则，8 周后可出现降血压效果，和使用降血压药物的效果相同。如果再加上限盐策略，效果则可增至 2 倍。

不过，具体吃哪种盐也有讲究，目前超市里的食用盐真的是琳琅满目，有低钠盐、无碘盐、含碘盐、竹盐、湖盐、粗盐、海盐、凉拌菜盐、炖煮盐、孕妇盐、海藻盐……对高血压人群来说，建议选择低钠盐。因为高钠也是高血压的"助手"之一。低钠盐就是用 40% 的氯化钾取代氯化钠，降低钠的含量，适合糖尿病、肾炎、胃炎、高血压患者和患家族性高血压的人群食用。

我们最常用的是精制盐。每 100g 精制盐的钠含量是 39g，每 100g 海盐的钠含量是 38.789g，每 100g 海藻盐的钠含量是 38.789g，每 100g 竹盐的钠含量是 26.50g，每 100g 低钠盐的钠含量是 30.667g，每 100g 菇盐的钠含量是 20.506g。所以，适合高血压患者的盐品有三种：低钠盐、竹盐、菇盐。

对于普通人群，不同盐有不同用途。例如竹盐，它可以补充各种微量元素，如钾、碘、硒等，而且它的钠含量是盐里面相对较低的。

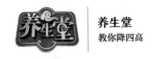
养生千金方

合理饮食才是重中之重

由于部分高血压患者并无明显的临床症状，所以高血压又被称为人类健康的"无形杀手"，因此提高对高血压病的认识，学习最健康的降压食谱，对早期预防、及时治疗均有极重要的意义。根据前面的分析，我们为大家总结了一份适合盐敏感型高血压患者的黄金食谱。

早餐

牛奶1杯（250ml），煮鸡蛋（50g），燕麦片+榛子，桃仁拌海带丝（海带100g）。

中餐

（糙米+白米）饭100g，素炒丝瓜（丝瓜150g），素炒西蓝花（西蓝花250g），香菇鸡块（香菇25g、鸡肉100g）。

晚餐

花卷100g，红烧黄花鱼（黄花鱼75g），素炒菠菜（菠菜250g），凉拌紫甘蓝（紫甘蓝250g），紫菜蘑菇汤（紫菜20g、蘑菇50g、虾皮3g），水果250g。

首先，这个食谱非常丰盛，肉、鱼都没有少，不会影响我们的饮食满足感。其实，降血压也不一定要当"苦行僧"，科学搭配才最重要。需要提醒大家的是，以上一日三餐的食谱要在高血压患者不停药的基础上辅助使用。若是有潜在高血压风险的人，也可以尝试。

总体上，保证每天每人摄入的热量在7531kJ之内，再加上一个口诀：多吃三种干菜、一天一斤蔬菜、一勺榛子、一杯黑白饮品。

专家教你
如何控制好高血压

　　高血压是多种疾病的导火索，而且通常没有明显症状，因此被称为"无声杀手"。北京安贞医院高血压科主任余振球为大家总结了发现高血压的三个线索，让我们通过身体变化，提早发现高血压。另外，高血压患者的饮食调养至关重要，究竟如何吃才能更好地控制血压呢？让我们一起来看一下吧。

健康候诊室

为什么年龄大了，高血压也会随之而来？

　　刘婧："我们发现，人年龄大了后，出现高血压的概率就会变高。我们请一位观众来讲一下自己的高血压到底是怎么出现的，又是怎样的一个发展过程。"

　　观众："大家好，我今年 72 岁了。我年轻的时候身体一直挺好，血压正常，但是在三年前的一次体检中，发现血压有点偏高了，收缩压在160mmHg 左右，因为身体没什么不适，所以并未放在心上。直到前年又查出了高血脂，这才断断续续地开始吃药。一个月前，我的收缩压突然变得特别高了，大概在 180mmHg 以上，有一天中午甚至到了 230mmHg，舒张压也有 110mmHg。"

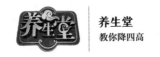
刘婧："血压这么高，那您当时感觉怎么样？"

观众："就头晕、手脚发凉，我赶紧给女儿打电话，去医院看了急诊。"

刘婧："我们请余大夫回忆一下，当时您第一眼见到这名患者时，他是一个什么样的状态？"

余振球："他在看病的过程中，血压突然上升到213/114mmHg，身体上也出现了剧烈的不适。这一现象在医学上叫高血压危象，随着血压的突然增高，外周血管收缩，出现手脚冰凉、恶心头晕的症状。高血压危象若不及时治疗，会引起心、脑、肾等器官功能严重受损。这名患者一出现不适就及时来医院了，因为处理得及时，他恢复的效果也比较理想。"

刘婧："像这名观众的高血压是随着年龄而来的，您能解释一下原因吗？"

余振球："60岁以上的老同志，高血压的发病率在40%~60%，年龄大了血管就会逐渐硬化，外周血管阻力就高了，所以容易血压高。建议45岁以上的中老年人，每年去查一次血压，了解自己的血压情况。除了老年人需要注意外，有高血压家族史的人、肥胖者和糖尿病患者也容易得高血压，生活中要多加注意。"

名医会诊

余振球 ┃ 首都医科大学附属北京安贞医院高血压科主任、主任医师

通过身体变化，及早发现高血压

高血压是许多疾病的导火索，能增高冠心病、心力衰竭及肾脏疾病等的发病风险。而且，一部分高血压患者并无明显的临床症状，所以高血压又被称为人类健康的"无形杀手"。那么，我们该如何通过身体变化及早发

现高血压呢？

血压出现忽高忽低的情况

大家知道一天的时间有早、中、晚的划分，我们的血压也会随着白天、黑夜的改变出现波动变化。这种变化的规律是白天高，晚上低，如果你发现自己早晨和下午的血压比晚上高，只要在正常的血压范围内就没关系。我们所谓的忽高忽低的血压变化，指的是超过正常范围的变化，高低的波动差距太明显。如果高压特别高，又加上波动大，就会影响到心、脑、肾，特别是对脑血管而言，会出现脑动脉硬化，甚至是脑出血。

胸闷胸痛

正常人的心脏就像拳头大小，但是如果血压长期增高就会累及心脏，使心肌细胞增大增粗，加厚的心脏肌肉会增加心脏的负担，令心脏的形状发生改变，主要表现就是左心室肥厚。人的体力活动会因此受限，一走路就会出现气喘，睡到半夜也容易憋醒。

高血压患者会出现胸闷、胸痛，心脏病患者也会出现胸闷、胸痛，那么该如何区别呢？

其实，单纯的高血压会引起胸闷、胸憋，但是没有痛，如果感觉到痛，那可能就是心脏的问题了。另外，也可以看胸闷、胸痛发生的时间段。如果是在血压波动很厉害的时候发作，一旦控制好血压，胸闷症状就没了，这就是高血压引起的。如果是心脏病引起的，即便是血压控制得很好，患者该胸闷还是胸闷，该难受还是难受。

晚上多次起夜

高血压和肾脏疾病如同一对"难兄难弟"，常常同时并存，互相影响。

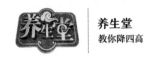
肾脏属于泌尿系统的一部分，是由许多微小血管组成的脏器，它的主要功能是负责过滤血液中的杂质，比如肌酐、尿素氮，最后产生尿液，经由尿道排出。如果高血压长期得不到较好的控制，就会导致肾小动脉硬化，有时候血管还会变小、变少。比如，肾脏本来有100根血管，但是血压长期升高后，血管硬化了，可能有20根不通了，那么肾脏浓缩尿液的功能就变差了，所以夜尿就增多了。

如果夜尿增多，就暗示有高血压肾病发生的可能性，应该及时去做检查，看看肾脏是否有问题，及早发现，及早采取措施。

健康自修课

控制高血压六步走

去医院做系统检查

对于刚发现患有高血压的患者而言，很有必要去医院做个系统检查。这样的检查有两个目的：一是查找是否有继发性高血压的迹象；二是判断目前的病情程度，并进行心血管危险因素的分层。

系统检查中有一些常规的检查项目，如血常规、尿常规、心电图、眼底检查等，也会根据患者所表现出的症状和病情而考虑是否需要做进一步的检查，如尿微量蛋白、超声心动图、糖耐量试验等。

定期监测血压

高血压患者并不是服了药就万事大吉，还应该定时测量自己的血压值。血压在很多状态下是不一样的，定期检查测量血压，有助于事先了解自己的身体机能状态，一旦出现不好的迹象，也能得到及时控制。对于有高血压家族史的人，从儿童起就应定期检查血压。

持续、规律用药

如果想要比较好地控制高血压，那一定要持续用药。不要服药一段时间后，血压稳定了，就觉得没事了，不吃药了，等到头晕时再吃。一般到头晕时，人的血压就比较高了，这样做是很不健康的。慢性病患者本身体内相应的脏器已经逐渐衰弱了，无规律服药不但会令血压出现较大幅度的波动，还会加重对脏器的损害，弊大于利。所以，医生都强调要长期、有规律地服药。事实上，很多患者之所以入院，就是因为血压稳定后停止用药引起的。

另外，高血压患者服用的药物要根据自己系统检查的结果，听从医生的话，不要私自购买。不少药都有副作用，每个人都要根据自己的特点来选择。对肝肾有损害的药，建议尽量不要吃，因为如果肾出了问题，比高血压还难办。比如高血压肾病、糖尿病肾病等，就比较难治了。所以，高血压患者吃药时一定要多看看说明书，看看是否会损伤肝肾。

最后，降压药在服药时间上也有讲究。有的人早晨起床后，先出去跑步或进行其他锻炼，等回来吃饭后再吃降压药，这是不对的。有高血压病史的人，尤其是老年人要记住：起床时不要过猛，否则可能会引发脑血管疾病，要慢慢起床，先坐一会儿喘喘气，等气调匀了，再起床。起床后倒杯温开水，先把降压药吃了，之后再去活动、吃饭，这样的顺序可以避免发生意外。

控制体重

血压的升高与体重有着密切的关系，所以肥胖患者要通过减少热量摄取和合理的体育锻炼的方式，适当控制自己的体重，尽量达到理想体重。

如何判断是否肥胖呢？这里提供一个简单的方法：体重指数法。

体重指数（BMI）= 体重（kg）÷ 身高的平方（m²）。

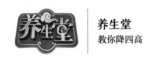

世界卫生组织公布的标准如下。

正常体重：体重指数为 18.5~24.9 kg/m²。

肥胖前期：体重指数为 25~29.9 kg/m²。

轻度肥胖：体重指数为 30~34.9 kg/m²。

中度肥胖：体重指数为 35~39.9 kg/m²。

重度肥胖：体重指数大于等于 40 kg/m²。

低脂低盐饮食

高血压患者在饮食上一定要注意低脂低盐，这样的饮食习惯不会增加心脏负担，对血压的控制也很有好处。平时要多吃些清淡的食物，避免进食高热能、高脂肪、高胆固醇的"三高"食物。关于这一点，在下文中有更为详细的介绍。

保持心情愉悦

不良的情绪会影响血压，甚至有可能造成心血管意外的严重后果。所以，高血压患者应尽量保持愉悦的心情，凡事想得开，学会自我开解，养成乐观的性格。如果你能够掌控情绪，令心态积极向上，血压也能维持在稳定的状态。

养生千金方

低钠高钾——适合高血压患者的饮食原则

高血压是生活中比较常见的一种心血管疾病，那么对于高血压患者而言，在日常的饮食过程中有什么需要注意的呢？

限盐，并选择钠含量低的盐

很多高血压患者都口味偏重，平时食盐过量。食盐中含有钠，如果摄入的钠过多，钠会把身体内的水分牵制住，存留在血管中，使血容量增大，血管壁压力增加，从而造成血压增高。若能控制食盐的摄入，可以降低血压，并减缓高血压对于心脑血管的损伤。

正常人每天的食盐量应为 3~5g。如果食物本身中就含有钠盐，食盐的用量还要相应减少。在购买食盐时，尽量选购钠含量低的盐。如果家中正在吃的盐含钠量高，那在炒菜时就要少放一点。不管用哪种方法，要控制摄入的钠离子总量。

食用含钾高的食物

对于高血压患者，饮食上除了限盐、以清淡为主外，还可以多食用一些含钾的食物。富含钾的食物能降低血压，还能缓解动脉硬化，并有防止动脉壁增厚的作用。香蕉、西红柿、黄豆、大枣、榛子，这些食物含有丰富的钾离子，而钠离子的含量相对较少，对于人体心血管的保护很有帮助。

推荐食谱：高钾低钠的溜三样

溜三样是很常见的一道菜，以往常用腰子、肝尖和瘦肉来做，这次我们做的是适合高血压患者食用的新溜三样。主要食材有鸡胸肉、银耳和口蘑。鸡胸肉含有丰富的钾，而且纤维比较细，容易消化吸收。银耳的含钾量也很高，每 100g 干银耳中就含钾 158.8g。口蘑的含钾量虽然不太高，但是富含丰富的 B 族维生素，对于其他食材的消化吸收都是有好处的。另外，菌类含有的多糖能提高机体免疫力，预防各种疾病。

制作方法：

银耳先提前泡发好，鸡胸肉、白口蘑切片。将 3g 淀粉、3g 水、2g 料酒、

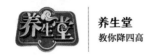

1g 盐调成浆，放入鸡肉，搅匀，直到浆液均匀地粘到鸡肉片上。再将白口蘑焯水，开锅后煮 1 分钟即可；将浆制好的鸡胸肉焯水，要一点点放进水里，保持水的开锅状态，变色后捞出备用。在锅中倒入底油，放入葱、姜，炒香后放水、低钠盐和料酒，勾入水淀粉。最后放入鸡胸肉、白口蘑和银耳，翻炒均匀，出锅即可。如果觉得颜色太单一，可以在炒菜时加点彩椒片提色。

神奇饮品，
厨房里就有的降压高手

很多人血压偏高，但尚且不算高血压患者，我们称之为临界高血压，也叫边缘型高血压。我国采用的正常血压标准是收缩压低于120mmHg，舒张压低于80mmHg。如果非同日测量3次，都是收缩压≥140mmHg，舒张压≥90mmHg，即可初步诊断为高血压。而在正常血压和高血压之间的，就是正常高值血压，这种情况暂时不需要吃药，但要注意合理作息，并在饮食上加以调理。这节就为大家介绍几种方便而健康的，针对临界高血压的保健饮品。

健康候诊室

便宜又实用的"小鲜药"

栗坤："我刚听说一件奇事，美国有位名叫摩根的男子，他原本身体健康，各项指标都正常，但他却做了一个实验：在一个月的时间内，进行极端饮食，也就是只吃汉堡、薯条等各种快餐，结果一个月后，他便各种疾病缠身。"

衷敬柏："人体健康和饮食是分不开的，怎么吃决定着很多人的健康程度，尤其是血压。我刚接诊过一个十几岁的小孩子，高压160mmHg，低

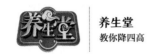

压也有 100mmHg，说他胖吧，还有比他更胖的，说他不爱运动吧，他在学校体育还挺好，说他是遗传吧，他父母的血压却很正常。查来查去才发现，是因为他太爱吃肉，顿顿离不开，而且几乎不吃蔬菜，家里对此也都惯着，久而久之便影响了血压。"

栗坤："那具体有哪些食物是容易导致高血压的呢？"

衷敬柏："首先当然就是高盐的食物了，像腌菜啊，尤其是腌鱼。鱼本身是好的，但一经腌制，含盐量就十分可怕了，但我了解的很多老年人就好这口。另外就是牛羊肉，中医认为这些属于热性的食物，吃多了也容易造成血压升高。"

栗坤："病从口入，那也得从吃上来解决吧？"

衷敬柏："是的，这里给大家推荐的是一杯特制的降压饮料，这杯保健饮品是用各种普通果蔬制成的，不仅绿色无污染，而且价格很便宜，一杯的成本不超过 2 元。有一位陈阿姨坚持喝了一段时间，血压确实有不小改善。"

栗坤："那这款神奇的降压饮究竟是用哪几种原材料制成的呢？"

衷敬柏："这款降压饮的第一种原材料是芹菜，但要注意的是，降压饮的芹菜不是我们常食用的芹菜梗，而是芹菜叶。我有位患者的血压处在收缩压 136mmHg、舒张压 88mmHg 的状态，虽然有点高，但还不到吃药控制的地步。她听说芹菜可以降压，便每天做了吃。这样坚持一个月后，她惊讶地发现自己的血压不降反升，收缩压从 136mmHg 变成了 143mmHg，这让她很是费解。后来她进一步了解后才知道：原来她之前每次把芹菜叶摘掉，只食用芹菜梗是错的。"

栗坤："没想到同一种蔬菜的不同位置居然会对血压造成完全不同的影响！"

衷敬柏："是的，高血压患者一定要注意区分！"

名医会诊

衷敬柏 ｜ 中国中医科学院西苑医院治未病中心主任医生

程海英 ｜ 首都医科大学附属北京中医院主任医生

构成降压饮的三大营养食物

这款"降压饮"是我根据高血压患者的特点设计的，除了芹菜叶之外，它还包含两种食材：西瓜＋姜。

西瓜：降压又消暑

营养丰富的西瓜是特别适合夏天食用的一款健康食材，有"瓜中之王"的美誉，清爽解渴，甘甜多汁。不过虽然大家都吃过西瓜，但并不是每个人都吃对了，甚至可以说，绝大部分人都吃错了西瓜。西瓜身上对健康最有益的，正是被很多人轻易丢掉的西瓜皮。

西瓜皮在中医里被称为"西瓜翠衣"，它的主要作用是生津止渴。尤其在夏天，很多高血压患者因血液黏稠而出现头晕、眼花等症状，食用生津止渴的西瓜皮便可以及时补充水分，改善血液黏稠的现象。

西瓜皮的食用方法很简单，用它熬水即可。具体做法：去除西瓜皮外面的绿皮，挖掉红瓤，只留下中间白色的部分，并将其洗净切条，再加入适量的水熬煮即可。待放凉之后，便可取汁代茶饮。这款西瓜皮汁可清暑利尿，并能辅助降压。

除了西瓜皮，西瓜肉其实也是降压"利器"。美国佛罗里达州立大学的科学家在《美国高血压杂志》上发表文章指出：吃西瓜可明显降低肥胖和超重者在静息状态及低温环境下的血压。其他医学研究也表明：西瓜含有一种名为瓜氨酸的物质，它能有效提高人体动脉功能，并降低血压。原来，瓜氨酸在人体内可通过尿素循环的中间反应，转变成"血管帮手"精氨酸，精氨酸又能在血管内皮细胞一氧化氮合酶的催化下转变为一氧化氮。一氧化氮正是最好的血管扩张剂，能使我们全身的血液循环畅通无阻。

高血压患者如果觉得直接吃西瓜有点凉，可以尝试做成西瓜粥或西瓜汤来吃。常见的西瓜粥的做法：准备西瓜 500g，西米 500g，橘饼 10g，冰糖适量。先将西瓜去皮、去籽、切块，把西米浸涨，橘饼切成细丝状；再把去籽的西瓜瓤、冰糖、橘饼放进锅内一同煮开；最后加入泡好的西米煮熟即可。

需要注意的是，西瓜虽好，也不能食之无度。很多人会有这种感觉，多吃一碗饭就会觉得很饱，但多吃几块西瓜却不会觉得撑。原来，西瓜和苹果等水果不同，它的甜味主要来自果糖，温度越低时，果糖的甜度也就越大，这也是它被选为各种清凉饮料原材料的重要原因。研究表明，果糖虽然不会明显地升高我们的血糖，但却绕开了"控制食欲"的机制，因为喝葡萄糖水和白糖水会让人觉得饱，喝含果糖的饮料却不会。1kg 西瓜的热量是 1000kJ 左右，而 1 碗普通米饭的热量大约是 800kJ，吃一个 4kg 左右的西瓜，相当于吃了 5 碗米饭。因此，吃西瓜时一定要提醒自己不要过量，更不能直接把它当正餐吃。

另外，西瓜富含糖分，不适合晚上当宵夜吃。如果晚上睡前吃很多西瓜，会使我们体内的胰岛素分泌增加，并促进脂肪合成。人体新合成的脂肪大多储存在腹部，夜间我们本来运动量就少，时间长了，大肚腩就长出来了。

生姜：健胃降压

自古以来，我国民间就有"生姜治百病"之说。特别是在感冒受凉之后，煮一碗热腾腾的生姜汤水，也是大家的首选。还有一句"冬吃萝卜夏吃姜，不用医生开药方"，这也是流传在民间，被很多人信服的养生之道。

我们知道，夏天很容易发生心慌、中暑的情况，这与人体排汗功能不好有关，而生姜可发汗止吐，平时吃点，可以起到预防中暑的作用。另外，夏天天气炎热，人体唾液、胃液的分泌会减少，导致食欲大减，也就是我们常说的"苦夏"。而生姜中含有的挥发油、姜辣素、氨基酸能促进消化、增进食欲。

这款降压饮里之所以加入生姜，主要是因为芹菜叶和西瓜皮都属于偏寒凉的食物，容易对高血压患者的脾胃造成损伤，加上辛发的生姜，就可以中和一下，避免高血压患者顾此失彼，一病未除一病又起。

当然，生姜的作用不仅限于中和寒热。临床研究表明：生姜含有一种类似水杨酸的有机化合物，相当于血液的稀释剂和防凝剂，对降血脂、降血压、预防心肌梗死均有特殊作用。

不过，生姜虽然作用很大，但夏季服用却应适量。这是因为生姜中含有大量姜辣素，如果空腹服用，或者一次性服用过多，往往容易给消化系统带来很大的压力，还容易刺激肾脏，引起口渴、喉痛、便秘、失眠等诸多症状。

健康自修课

芹菜的升压与降压原理

芹菜有芹菜梗和芹菜叶，一个升压，一个降压。

芹菜梗里的钠含量较高，而钠盐可使血管阻力增加，进而使血压增高。通常情况下，钠离子是存在于体液及组织中的，额外的钠离子则可被肾脏排出体外。我们人体每天只需半克钠盐就能维持人体钠平衡，但实际上我们每天摄取的钠盐在 4~15g。如果患有某些疾病，我们摄入的多余的钠离子便无法被肾脏排出体外，而是停留于体内，同时使水分滞留，使血管阻力增加，

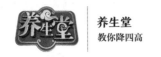
血压也随之升高。

芹菜叶则是降压"良药"，而且它的功效远不止于此。在一项针对芹菜叶和芹菜梗进行的营养成分测试中，测试人员发现：芹菜叶的营养成分中，有 10 项指标超过了梗。芹菜叶中胡萝卜素、维生素 C、维生素 B_1、蛋白质、钙的含量均超过梗的含量。

芹菜叶首先可以平肝降压，因为芹菜中含酸性降压成分，早前的动物实验证明：芹菜叶提取液对兔、犬静脉注射有明显降压作用。临床上，芹菜叶对原发性、妊娠性及更年期高血压均有不错的效果。

除了芹菜叶，芹菜籽也是个"宝贝"，从其中分离出的一种碱性成分对动物有镇静作用，对人体也能起到安神的作用，有利于安定情绪，消除烦躁，从精神方面辅助降压。另外，它对风湿病、关节炎、痛风、高尿酸血症等都具有一定的改善作用。

养生千金方

降压、降脂的"小鲜药"

除了降压饮里的三款食材，我们厨房里还有两种辅助对抗血压的"小鲜药"，它们合在一起，降压效果十分明显。

身体向来健康的刘女士在一次体检中发现自己得了高血压，她急忙向医生寻求控压方法。医生说她目前处在临界高血压状态，建议每天食用两种降压食材。听说不用吃药，刘女士将信将疑，便抱着试试看的心态坚持食用了一个月。结果她发现自己不仅血压降了下来，就连体重也轻了一些，整个人也健康了不少。

医生为刘女士推荐的两款降压食材是：洋葱 + 茼蒿。

洋葱:"菜中皇后"

洋葱在我国仅仅被当作做菜的辅料,但在国外,它被誉为"菜中皇后",营养价值极高。

洋葱含有蛋白质、膳食纤维、钙、磷、铁、硒、维生素 C、烟酸、胡萝卜素等营养素,其中维生素 C 的含量比卷心菜高 7 倍,烟酸的含量也比一般蔬菜高 2~3 倍。

对高血压、高脂血症患者而言,洋葱含有的一种神奇的物质可以软化血管,降低血液黏稠度。而且这种物质还可以把伤害血管的钠盐及时排泄出去,所以洋葱既能调节血脂,也有降压作用。这种神奇的物质就是硫化物。曾经有医学家把它提取出来做白鼠实验,结果发现洋葱里的硫化物不仅有抗血栓作用,还有助于防止不必要的血小板凝结,改善红细胞细胞膜的功能。

我们也进行了相关的白鼠实验:首先喂一批小白鼠高脂肪、高热量的食物,直到它们的血压、血脂都超标后,再喂其服用一段时间的洋葱,结果没多久,它们的血压、血脂就恢复到了正常水平。

洋葱里还含有一种洋葱精油,它不仅可降低胆固醇,还能升高高密度脂蛋白的含量。因此洋葱既可以降低胆固醇又可降压。在国外医学文献中也提到:洋葱能够稀释患者的血液,从而改善大脑的供氧情况,在一定程度上能消除精神分裂症患者大脑过度紧张的状况。

洋葱所含的二烯丙基二硫化物、硫氨基酸等物质,不仅有杀菌作用,而且对预防动脉硬化、脑梗死、冠心病、心肌梗死等也很有益。

洋葱作为低热量食物,还有良好的减肥作用。

茼蒿:"保健明星"

茼蒿作为保健食材用来辅助治疗一些身体疾病并不少见。湖北地区就流传有一道"杜甫菜",说是杜甫当年颠沛流离,病困交加,有段时间肺病十

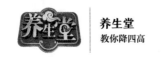

分严重，湖北公安人便好心做了一种菜给杜甫食用。结果杜甫食后不仅赞不绝口，肺病也减轻了很多。

这款"杜甫菜"之所以能有这种食疗效果，就是因为它的主要食材是茼蒿。茼蒿中含有特殊香味的挥发油，有助于宽中理气、消食开胃。而且，其所含粗纤维有助于肠道蠕动，能促进排便，达到通腑利肠的目的。

茼蒿内还含有丰富的维生素、胡萝卜素及多种氨基酸，可以润肺补肝、稳定情绪，还能防止记忆力减退。

蒿子秆有清香之气味，是因为其中含有一种挥发性的精油，它和茼蒿中的胆碱等物质都具有降血压、补脑的作用。

香蕉：懒人的降压药

平时长期吃降压药的读者，可能不会每天食用洋葱和茼蒿，甚至不想天天熬西瓜皮、芹菜叶、生姜饮。如果你实在是个懒人，又长期吃降压药，那平时可以选择吃点香蕉。

香蕉不仅香甜可口，而且低钠高钾，可有效降低血压。如果你是高血压患者，每天要吃某些降压药，那你需要摄入更多的钾，就可以每天吃点香蕉。另外，香蕉内含特殊蛋白质，可进一步促进 T 细胞分化，有助于提高机体的免疫力，增强人体的抗癌能力，是中老年人必备的保健食品。

神奇降压饮

程海英医生为大家推荐的神奇降压饮正是由前面介绍的三样特殊食物制成的：芹菜叶、西瓜皮、生姜。它的做法也很简单：将 200g 左右的西瓜的红果肉与绿皮全部用刮皮器去掉，只留下中间白色的部分，随后将其切成条，再和洗干净的芹菜叶一起放入锅中熬煮，并放入 10g 生姜片，用大火煮 15 分钟，让食材中的营养充分溶于水中，最后将汤汁倒入杯中即可。

除此之外，西瓜皮还可以和绿豆来搭配。

材料：

西瓜皮（去除果肉和绿皮）150g，绿豆 100g，冰糖 60g。

制作方法：

将西瓜的果肉和绿皮去掉，只留下中间白色的部分，切成块状，再将绿豆洗净备用。在冷水锅中加入瓜皮、绿豆同煮，半小时后取汁，加入适量冰糖，即可饮用。

这款瓜皮绿豆饮不仅可以清热消暑，还能辅助降压，一举两得。

茼蒿炒洋葱

洋葱和茼蒿都是辅助降压的"小鲜药"，它们合一起食用效果更佳。

其实作为食材，洋葱生吃有生吃的好处，熟吃有熟吃的好处。想要更多的维生素 C 就是生吃更好，煮熟了的洋葱则含有更多的维生素 A。这里给大家推荐的这道降压美食可以将洋葱生熟混吃，营养又美味。

材料：

茼蒿嫩茎叶 150g，洋葱 100g，生姜丝 15g，花椒粒 3g，盐、味精、食用油各适量。

制作方法：

洋葱去蒂洗净，切成丝；茼蒿嫩茎叶洗净；炒锅内放食用油烧至六成热，放入生姜丝、洋葱丝、茼蒿嫩茎叶、盐及花椒粒，炒至食材熟软，放入味精，搅拌均匀，起锅即可。

做这道菜时要注意，洋葱含有一种能刺激眼睛的酶，切开一个洋葱将其组织细胞破坏时，洋葱释放出的这种酶就会生成一种气体，它进入眼睛与眼泪接触后，就会产生轻微浓度的硫磺酸。这会对人的眼睛带来轻微刺激，并使大脑组织给双眼的泪腺发送信号，促使其形成更多的眼泪，便于将洋葱所

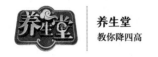

产生的硫磺酸冲出来。因此，切洋葱时，切得越多，流的眼泪就越多。

洋葱是为了抵御害虫侵入而在进化中逐渐产生了这种特殊的酶，这种酶主要集中在洋葱根部组织。所以我们切洋葱时最后才切根部，就能有效减少眼泪的流出。还有一种方法就是先将洋葱放入冰箱冷藏一下，2分钟即可（不是长期冷藏，因为长期冷藏会使洋葱最有营养的有效物质丢失），这样会减缓洋葱中酶的释放速度，使洋葱对眼睛的刺激降至最低。

另外，这道菜出锅时可以把生洋葱粒撒到菜上面，跟蒜末做法类似，这样这盘菜肴里的洋葱就有生有熟，营养更加全面。

第七章

血脂攻防战：
能攻也要能守！

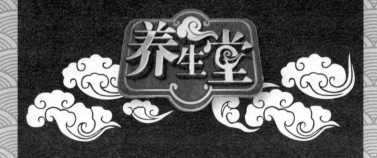

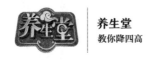
血脂化验单，
你会看吗?

降脂治疗对于我们降低心脑血管疾病的发生率有着非常重要的作用，研究显示：低密度脂蛋白胆固醇每降低1mmol/L，全因死亡率（一定时期内各种原因导致的总死亡人数与该人群同期平均人口数之比）就会降低12%，冠心病的死亡率则会降低19%，主要的心血管事件也会降低21%。因此，降脂对我们的健康至关重要。但可惜的是，在现实生活中，很多人连血脂化验单怎么看都不清楚，这不得不提高我们的警惕。

健康候诊室

血脂化验单上的数字乾坤

一玲："今天要谈的健康话题，要从一个真实的病例说起。"

50多岁的刘先生有一天凌晨突发急性心肌梗死，送到医院已经来不及了，最终抢救无效死亡。他的心脏到底出了什么严重问题呢？医生在抢救他的过程中发现：这位刘先生有很严重的动脉粥样硬化，他的血管已经堵了90%左右，早已成了危及生命安全的"雷管"。

但蹊跷的是，刘先生和他的家人都不知道他有严重的动脉粥样硬化，因为他每次的体检报告看起来都"很正常"，各种数据都在传统的安全范围之内。究竟是他做体检的机器出了问题，还是他的体检数据的解读方法另有乾坤？

一玲："这个问题就很专业了，还是请中国中医科学院西苑医院心血管中心常务副主任、心血管一科主任徐浩来给我们讲解一下吧。徐主任，我们都觉得特别纳闷，刘先生的体检报告看起来都正常，但为什么实际上血管却堵了90%呢？这样的患者多吗？"

刘先生看似"正常"的体检报告

姓名：×××　性别：男　年龄：58　送检号：×××　送检标本：血

检验项目	检验结果	参考值
血糖	5.9	3.9~6.1 mmol/L
总胆固醇	5.0	0.0~5.17 mmol/L
甘油三酯	1.6	0.0~1.71 mmol/L
高密度脂蛋白	1.6	0.7~2.0 mmol/L
低密度脂蛋白	3.3	2.0~3.5 mmol/L
尿素	6.8	1.7~8.3 mmol/L
肌酐	79.3	44~133 μmol/L
尿酸	307	202~416 μmol/L

徐浩："其实这并不是孤例，这类患者在我们临床上还是比较多见的，分析起来主要有两个原因，第一是动脉粥样硬化的形成除了血脂以外还有其他的一些危险因素，比如高血糖、高血压、抽烟、肥胖等，所以单看血脂检查报告不能彻底诊断患者是否患有动脉粥样硬化；第二就是血脂水平针对不同的危险人群，例如心脑血管病患者，他的血脂目标值是不同的。"

一玲："那这个体检报告究竟该怎么看呢？像这些胆固醇、甘油三酯、低密度脂蛋白等，我们都知道是很重要的指标。不过刘先生这些指标看起来

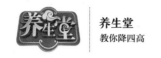
都很正常，又是怎么回事呢？"

徐浩："这就要从头说起了，我们先来认识一下体检报告上的这些重要指标，胆固醇和甘油三酯是属于血液中的脂质成分，它们本身是不溶于水的，所以它们在血液里不能独立运行，这就需要载脂蛋白来帮忙了。载脂蛋白，顾名思义，它像一艘小船，能把血脂装载在上面，当它俩结合到一起就形成脂蛋白。而人体脂蛋白大体可分为五类——乳糜微粒、极低密度脂蛋白、中密度脂蛋白、低密度脂蛋白和高密度脂蛋白。"

一玲："明白了，我们血脂化验单上的项目大概就是这些。"

徐浩："是的，不过知道这些数据是什么还不够，我们还要了解怎么去看这些数据。患者有一个误区，喜欢看化验单上的箭头，觉得箭头朝下就是安全的，健康的，也不看具体的数字是多少。这位刘先生和他的家属就是犯了这个错误。"

一玲："您刚才说针对不同的危险人群，包括有心脑血管疾病的患者，血脂水平不能用一个固定值。那么针对不同的危险人群，血脂理想的目标值分别是多少呢？"

徐浩："现在一些大医院的血脂化验单已经标注了不同人群的不同标准，以低密度脂蛋白为例，它在后面就标出了低危、中危、高危、极高危，不同的人群有不同的界限，大致分成 1.8mmol/L、2.6mmol/L 和 3.4mmol/L 三个档次。"

名医会诊

徐　浩 | 中国中医科学院西苑医院心血管中心常务副主任、心血管一科主任，世界中医药学会联合会心血管病专业委员会副会长兼秘书长

认清血脂的几个关键指标

三个档次，三个标准

低密度脂蛋白的正常健康标准是小于 3.4mmol/L，但比如像 ASCVD 人群，也就是动脉粥样硬化性心血管疾病患者，查颈动脉超声发现有斑块，或是下肢动脉超声发现斑块，狭窄超过 50%，这些人都属于化验单上的"极高危人群"，他们的低密度脂蛋白健康标准不是 3.4mmol/L，而是 1.8mmol/L 以下。3.4mmol/L 和 1.8mmol/L 的差别还是很大的，像之前那位刘先生，他就属于应当控制在 1.8mmol/L 以下的人群，结果却误以为自己的 3.3mmol/L 是安全的，最终酿成大祸。

还有就是糖尿病已经确诊，同时又有高血压、高密度脂蛋白降低、肥胖、早发心血管病家族史这几种危险因素任意之一的人群，他们也要以 1.8mmol/L 为标准。注意：这里是任意之一，不是全部。比如只要符合糖尿病和肥胖这两条，就要以 1.8mmol/L 为标准。另外，这里的早发心血管家族史有些人可能不太理解，这主要是看患者的父亲和母亲什么时候得的心血管病，如果他的父亲是在 55 岁之前得的心血管病，母亲是在 65 岁之前，那么这个人就有早发心血管病家族史。

比 1.8mmol/L 更宽松一点的标准是 2.6mmol/L。如果你是单独的糖尿病或者慢性肾病 3 到 4 期患者，而且血肌酐已经升高了，这时候低密度脂蛋白的健康标准就是 2.6mmol/L 以下。2.6mmol/L 虽然看起来比 1.8mmol/L 要宽松一些，但也不能掉以轻心。很多人都像刘先生一样是在 3.1~3.3mmol/L 徘徊的，没超过 3.4mmol/L，却早就超过了 2.6mmol/L。

再往下就是高血压人群，光有高血压，没有别的危险因素，或者是有其他三项危险因素（抽烟、肥胖、早发心血管病家族史）的，这些人的标准才是小于 3.4mmol/L。

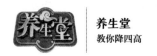
动脉粥样硬化性心血管疾病一级预防与二级预防降胆固醇治疗的目标值

临床疾患和（或）危险因素	低密度脂蛋白胆固醇目标值(mmol/L)
动脉粥样硬化性心血管疾病	＜ 1.8
糖尿病＋高血压/其他危险因素	＜ 1.8
糖尿病	＜ 2.6
慢性肾病（3 或 4 期）	＜ 2.6
高血压 +1 项其他危险因素	＜ 2.6
高血压 /3 项其他危险因素	＜ 3.4

注：其他危险因素指年龄（男 ≥ 45 岁，女 ≥ 55 岁）、吸烟、高密度脂蛋白胆固醇＜ 1.04mmol/L、体重指数 ≥ 28kg/m²、早发缺血性心血管病家族史。

对照上表大家就很清楚了，血脂的理想水平对不同的危险人群是不一样的。不能光看箭头，箭头只有在大于 3.4mmol/L 时才会出现，而很多人在看到箭头时已经迟了。

血脂太低也要不得

高血脂固然危害重大，但血脂也不是降得越低越安全，血脂的高低都有个度。中医也早就总结出"过与不及皆为病"的理论，就是说太过了或者是不够都是不好的，平衡适度最健康。

血脂的生理作用不容小觑，它是细胞基础代谢的必需物质。降低血脂虽说让我们罹患动脉粥样硬化的风险降低了，但如果血脂过低，就可能会影响到我们大脑的认知功能。这也符合中医学的理论，中医很早就认识到血脂是五谷之津液，和合而为膏者，内渗于骨空，补益脑髓，也就是说血脂对脑是有营养作用的。

临床上有一些特别害怕发生动脉粥样硬化的极端患者，他们对降脂药来者不拒，吃到最后低密度脂蛋白都降到 1.4mmol/L 了，结果整个人感觉特别疲乏，大脑反应也渐渐变慢，记忆力也跟着下降，这种情况我们就会在不影响心血管的前提下建议他们把血脂药调整一下，不要把血脂降得过低。

健康自修课

中医还是西医？血脂患者的终极难题

降脂中医好还是西医好？

很多患者面对高血脂的时候很是困惑：我到底是听西医的呢，还是听中医的？其实二者在降血脂方面都各有各的优势，中医认为，人的健康状态是一个阴平阳秘的状态，这时候人的身体就不容易发生一些代谢紊乱。而疾病的发生，比如说高血脂、高血压等，就是一个机体气血阴阳失衡的结果，在这种情况下，中医讲究要调"本"——到底你是有气虚的，有肝火的，还是有脾虚的？把这个"本"给调整恢复以后，人的血脂、血压就可以自然恢复到一个理想的水平。所以中医治疗重在一个"调"字，是调血脂，辨证调理造成血脂紊乱的那个基础病因。

而西医的治疗重点在于"降"字，它的特长是在降脂的力度上，来得快、效果强，而且服用方便，不像中医要一个方子一个方子地喝，而西医就那么一两片药就行了。所以说，中西医各具优势。我们建议：对一些早期发现的轻度高血脂患者，在没有心脑血管疾病，没有太多危险因素的情况下，可以考虑中医调理。很多患者经过调理以后不仅血脂恢复正常，而且整个身体状况也改善了，降低了未来发病的风险。但是对已确诊为心脑血管疾病的患者，或者在存在特别多高危因素的情况下，或者血脂水平比较高，尤其是特别高的，中药治疗的效果可能就来得慢，像这种情况，我们还是建议采用西药治疗。

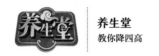

中医名方，健康调血脂

血脂高自然就要降血脂，现在有各种降脂药，而传统中药也是其中一个不错的选择。当然，中药降血脂也要择良方，还要给经典名方做一些适时的改变。

2012 年夏天，靳先生的单位搞了一次乒乓球活动，结果他刚打了三五分钟就突然感觉左胸部剧痛，接着人就脸色蜡黄，汗珠顺着脸颊、脖子四处流，当时就没法再打乒乓球了。他回办公室歇了 40 分钟左右才缓过来，后来同事都叫他去检查检查心脏是不是出问题了。一个月后，他去做了一次心脏的加强 CT 扫描，结果吓了他一跳：他的左冠状动脉前降支中段堵塞的范围大于 80%，当时专家的意见就是让他做介入治疗。

当时靳先生快 60 岁了，接近退休，之前他已经做了胆切除手术了，现在心脏又要装一个支架，他觉得挺不甘心的，觉得自己快要退休了，结果人却要"残废"了。于是他便找到徐浩主任来治疗，徐浩主任检查后认为他的情况还不一定到必须做支架的地步，便给他开了一个方子，建议他回去结合调整生活习惯进行全面调理。靳先生按照这个方子吃了 1 年，到 2013 年 11 月，他又去安贞医院做了一次心脏 CTA，结果发现他的血管堵塞范围已经由大于 80% 降到 70% 左右了，血脂四项指标也已经全部恢复正常了，这就使他更加坚定了继续在徐浩主任的中医治疗下，通过中西医结合治好冠心病的决心。

靳先生接下来几年一直吃药调理，到 2016 年 11 月的时候，他再去做心脏 CTA，他的血管左冠状动脉前降支中段的堵塞范围已经由原来的大于 80% 降到 50% 左右了。

徐浩主任介绍说，这种中西医结合治疗的病例还是比较多的，一般他们会在西医治疗的基础上，结合不同患者的个体差异来开一些对证的方子。例如这位靳先生刚来的时候明显有一些气虚、脾虚的症状，一活动就痛、大便不成形等，同时还有肝火，眼睛经常会红。综合他的情况，徐主任给他用的是保元汤和四君子汤。保元汤是一个益气补虚培元的方子，四君子汤则是健脾益气的"高手"。除此之外，徐主任还特意加了一些活血的川芎、延胡索、三七，以及有平肝作用的牡丹皮。

当然，光用中药进行调理还不够，靳先生现在每天早上要做两个小时的晨练，打四套太极拳、做三套健身功，每星期还爬一次山，所以他的恢复才能达到这个效果。他不仅胸部压榨的感觉逐渐消失了，而且精力也是越来越旺盛，像是返老还童一样。

养生千金方

高血脂怎么治？先从吃开始

忌口有讲究

高血脂怎么吃是个问题，很多人知道糖尿病怎么忌口，却对高血脂的忌口不甚了解。所以经常会有患者问医生：我不是已经忌口了吗？我平时一点荤腥都不吃了，血脂怎么还是居高不下？其实，完全杜绝荤腥并不是高血脂最健康的吃法，而且对降脂也没有很好的效果。高血脂也分不同类型，有高胆固醇血症，还有高甘油三酯血症。

对于高胆固醇血症的患者来说，自然要限制肥肉等油腻的食物，还有动物内脏、蛋黄、蟹黄、鱼子、无鳞鱼等高脂、高胆固醇类食物。而高甘油三酯血症的患者需要忌的则不只是油腻的食物，因为淀粉类的食物进入人体后会转化为甘油三酯，而我国又是以淀粉类饮食为主的大国，所以我国高甘油三酯血症的发病率是很高的。对于这部分人来说，除了要限制脂肪、油腻食物的摄入以外，还要限制主食和甜食的摄入。一般每个人每天的主食摄入量

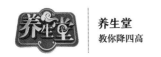
要控制在 300g 以内。另外，如果没有糖尿病的话，水果和蜂蜜并不算在甜食之内，可以吃。

三七调血脂，讲究多多

高血脂的饮食规范不仅在于日常食物，还包括很多中老年人爱食用的养生药物。例如之前在给靳先生使用的方子里，有一味药就是很适合春季调血脂、降血脂的，《本草纲目》对它的评价也很高，这就是之前在介绍糖尿病对症治疗时已经登场过的"血管清道夫"——三七。

三七活血的功效大家都知道，其实三七的功效远不止于此。三七又叫"田七"，李时珍称它为"金不换"，现代药理研究也发现它有非常多的功效。三七入药，可止血化瘀，扩张血管，降低血压，降血脂，改善血液微循环，增加血流量，是适用于心脑血管疾病患者的一种中药。三七的活性成分主要是三七总皂苷，研究表明，三七皂苷对高血脂有较好的治疗作用。所以近年来，三七在"降血脂"的专药专治方面应用得越来越广泛。除此之外，三七还有提高免疫力、保肝、延缓衰老等作用，可以说是养生必备良药了。

三七虽然成为中老年调理的"明星药"，但它的使用讲究多多。

三七的作用类似于阿司匹林，有些人便觉得可以用三七替代阿司匹林。需要注意的是，阿司匹林是国际上经过大规模研究，公认的心脑血管病的防治药物。目前还没有大样本的研究证明三七粉可以完全替代阿司匹林，所以说，如果说是确诊了心脑血管疾病，或者是医生建议吃阿司匹林的，徐主任也提醒大家不要自行把阿司匹林停掉，换成三七粉。

理论上需要服用阿司匹林的患者是可以再吃三七粉进行调理的，但药物合用，发生药物反应的风险就会增加，所以建议大家一定要在医生的指导下合用三七粉。另外就是在合用的过程中要加强观察，看看有没有出血倾向，注意进行适当的监测来确保服药的安全性。

　　虽然三七功效显著，但有一部分人是不适合服用的。第一类就是孕妇，还有处于月经期的妇女，因为三七具有活血化瘀的作用，可能会引起流产或者是月经量过多。第二类就是正在出血或者是有出血倾向的人群，因为三七虽然既有活血也有止血的作用，但是它的作用是以活血化瘀为主的，所以有出血倾向的人群应该咨询医生可不可以服用三七。第三类就是中医辨证属于纯虚证的患者，因为三七性温，可活血化瘀，对于这种单纯的气虚、阴虚或者是阳虚、血虚的患者，长期服用可能会引起乏力、气短等症状。有些患者其实是虚实夹杂的，比如说这个患者又有气虚，同时又有血瘀，这时候我们是可以用三七的——但是要在补气药的基础上加上三七。如果是纯虚证的患者，我们用三七就要慎重了。

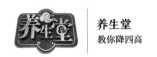
并不"低调"的高血脂，究竟该怎么吃？

高血脂的危害不容小觑，它容易造成脑梗、心梗等问题，严重时还会危及生命。但随着年龄的增加，人的血脂会不断升高。尤其像女性到了绝经期前后的年龄段，血脂会明显地逐年增加。当然，男性的血脂问题同样不能大意。专家建议，男性 45 岁、女性 55 岁就要开始定期检查血脂，从而防患于未然。

健康候诊室

高血脂并不"低调"

刘婧："我们常说'三高'，现在又冒出一个'四高'，但好像以前只有高血压和高血糖被经常提起，而现在高尿酸也成了一个时髦的概念经常被谈起，但高血脂却似乎一直比较低调。"

李建军："并非如此，我国成年人血脂异常的人数有 1.8 亿之多！相当于每 6 个成人里面就有 1 个血脂异常的！而且，在 35 岁以上的人群中，有 2500 万人同时患有高血压和高脂血症。"

刘婧："幸好我还没到 35 岁！"

李建军："你可别急着高兴，根据第三次全国死因调查结果表明，因心脑血管疾病死亡的人数占死亡总人数的 22.45%，每年有 250 万~300 万人死于心血管病。平均每 10 秒就有 1 人死于心脑血管病。"

刘婧："李主任，你这是在咒我吗？"

李建军："哈哈哈，开个玩笑，但面对高血脂，我们的确不能掉以轻心。高血脂其实一点都不低调，因为很多原因都能导致我们的血脂出现异常。比如长期服用类固醇等特殊药物的人群，就很容易出现血脂代谢紊乱。或者生活习惯不好，如久坐、酗酒、抽烟、长期精神紧张或焦虑等，都能引起血脂升高，久而久之，便引发了高脂血症。"

刘婧："嗯，是的，而且现在大家生活条件好了，大鱼大肉长期占据餐桌，绿色果蔬却少见踪影，这些都极大地增加了我们罹患高脂血症的风险。"

名医会诊

李建军 ┃ 中国医学科学院阜外心血管病医院血脂异常与心血管病诊治中心主任

李　缨 ┃ 首都医科大学宣武医院营养科主任

高血脂患者的饮食攻略

高脂血症的定义

当脂肪代谢或运转异常使血浆中一种或多种脂质高于正常的情况时，高脂血症便出现了。高脂血症分为原发性和继发性两类。原发性和先天性、遗传因素有关，是由于单基因缺陷或多基因缺陷，致使参与脂蛋白转运和代谢的受体、酶或载脂蛋白异常所造成的。继发性的高脂血症则多源于代谢性疾病（如糖尿病、高血压、肥胖、肝肾疾病等），或与其他因素，如年龄、季

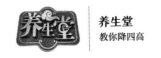

节、饮酒、吸烟、饮食、情绪活动等有关。

高脂血症根据升高的脂质类型可分为高胆固醇血症、高甘油三酯血症，或两者同时存在的混合性高脂血症，脂蛋白 a（LPa）水平升高也可归为高脂血症。中国成人血脂水平分层标准具体如下。

2007 年中国成人血脂水平分层标准 [mmol/L（mg/dl）]

分层	总胆固醇（TC）	低密度脂蛋白胆固醇（LDL-C）	高密度脂蛋白胆固醇（HDL-C）	甘油三酯（TG）
合适范围	< 5.18（200）	< 3.37（130）	≥ 1.04（40）	< 1.70（150）
边缘升高	5.18~6.21（200~239）	3.37~4.12（130~159）	—	1.70~2.25（150~199）
升高	≥ 6.22（240）	≥ 4.14（160）	≥ 1.55（60）	≥ 2.26（200）
降低	—	—	< 1.04（40）	—

注：TC、LDL-C、HDL-C 换算系数为 mg/dl×0.0259=mmol/L，TG 换算系数为 mg/dl× 0.0113= mmol/L。

高血脂怎么吃？

常规的高血脂治疗中，一般是使用他汀类的药物。这类药物是被世界公认的，也是迄今为止研究最深入、机理最明确、功效最肯定的治疗高血脂的经典药物，广泛应用于高脂血症的治疗。但其实只要我们在日常生活中吃对了食物，同样能起到惊人的降脂效果。

美国宾夕法尼亚大学的心脏病专家曾做过一个实验，他们找来 150 名高血脂患者，分成两组，其中一组患者每天接受 40mg 他汀类药物 [simvastatin（Zocor）] 治疗，并给予了详细的生活方式建议。另一组患者每天则服用一种神秘食物，加上一些辅助的生活方式建议。实验结果显示：在血脂异常最重要的三个指标——低密度脂蛋白胆固醇、甘油三酯、体重上，服用他汀类药物的这组人经过 3 个月后，低密度脂蛋白胆固醇下降了 39.6%，而服用神秘食物的这组人则下降了 42.4%！至于甘油三酯，服用他汀类药物的这组人没有下降，而服用神秘食物的这组人下降了 29%。在体重上，服用他汀类药物的这组人体重减轻不到 500g，而服用神秘食物的这组人则平均下降了 4.7kg。

也就是说，这种神秘食物的整体降脂疗效竟然比经典药物还要好。

其实，这种神秘食物不是单一的食材，而是一套完整的食谱。

经典颜色食物：红曲米

这套食谱中最重要的食物就是红曲米。红曲米本是属于中国的传统食品，以籼稻、糯米、粳稻等为原料，用红曲霉菌发酵而成，一般呈棕红色或紫红色。事实上，也正是这个红曲霉菌在帮助我们人体降低血脂。

红曲米是已知的唯一一种含有天然他汀的食物。研究表明，长期食用红曲米能够降低胆固醇、甘油三酯及低密度脂蛋白，升高高密度脂蛋白，也就是"三降一升"。另外，它还能在一定程度上帮助我们清除血管垃圾，保护血管内皮，预防各类心脑血管疾病的发生。

需要注意的是，因为红曲米平时不常见，所以选购的时候需要留心。选购时，首先要闻味道：红曲米有一种特殊的曲香味，是一种淡淡的酸味。其次要看颜色：红曲米的颜色一般为暗红或是紫红色，如果掰开截面来看，颜色也是类似的，或者略带点白色；如果发现它中心的白色很多，那就是没有长透的红曲米。最后是搓一搓：主要看看它的颜色是发酵而来，还是不良商家染色而来。

海中降脂利器：鱼油

在上组实验中，他汀组的患者每天服用 40mg 的他汀类药物，而食疗组的患者仅相当于每日服用 10~15mg 洛伐他汀，剂量相对较小，但食疗产生的作用却远远超过该剂量药物的效果，这是因为红曲米还有一个很重要的搭档：鱼油。

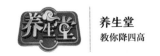
实验里，食疗组患者的甘油三酯水平下降了近30%，这主要是鱼油的功劳。鱼油中富含的EPA和DHA能够降低人体胆固醇和甘油三酯的含量，并促进人体内饱和脂肪酸的代谢，从而降低血液黏稠度，促进血液循环。另外，它们还能防止脂肪在血管壁上沉积，预防动脉粥样硬化的形成和发展，同时对脑血栓、脑出血、高血压等疾病都有一定的预防作用。

鱼油主要存在于海鱼当中，其中又以沙丁鱼、鲔鱼、秋刀鱼、凤尾鱼等青背鱼类最为丰富，因此建议大家不妨多吃青背鱼类制成的鱼油。

有人担心无鳞鱼的胆固醇含量高，比如带鱼、秋刀鱼等。其实，这是一个错误的"常识"，鱼类胆固醇含量排行如下：每100g鱿鱼含胆固醇430mg、河鳗为177mg、泥鳅为136mg、黄鳝为126mg、鳕鱼为114mg、草鱼为86mg、黄鱼为86mg、鲈鱼为86mg、鲤鱼为84mg、鲳鱼为77mg、带鱼为76mg、秋刀鱼为66mg。带鱼和秋刀鱼的胆固醇含量并不高，千万不要因为怕吃进胆固醇而不吃无鳞鱼，因而错过降血脂的良药。

不过，如何吃鱼也是有讲究的，想摄取更多的EPA和DHA，我们在吃鱼时要遵循四个原则。①每天。保证每天都要有一餐是用鱼来作为主菜，这样可以固定摄取鱼的营养。②新鲜。EPA、DHA非常容易氧化，因此鱼买回来要尽快烹饪，保证食材新鲜。③挑剔。血脂高的人，尽量不要食用鱼肚、鱼子、内脏等胆固醇含量较高的部分。鱼头是鱼身上含有EPA与DHA最丰富的部分，千万不要扔掉。④少油。做鱼的时候一定要少油，不要因为吃鱼反而增加了油脂的摄入。

传统养生美食：香菇

要想降低血液中的甘油三酯，除了红曲米配鱼油，我们还可以加入适量的香菇。烟酸类药物是降低甘油三酯的良药，而香菇的烟酸含量在菌类中是比较高的。研究表明，每100g香菇含有24.4mg烟酸。其实，香菇不仅能降甘油三酯，它还能降低人体内的总胆固醇含量。

从健康食用的角度考虑，建议大家用70℃的热水浸泡香菇2个小时左右，再加到红曲米粥里一起食用。

家常降脂保健食物

除了上面搭配的黄金食谱，日常生活中还有很多食物都有降脂的功效，这里再为大家介绍几款。

黄瓜：黄瓜原称胡瓜，自传入中国起便广受老百姓的喜爱。中医则认为它有清热、解渴、利尿等作用。现代医学研究表明，黄瓜含有大量膳食纤维，能促进肠道排出食物废渣，减少胆固醇的吸收。它还能抑制体内的糖类转变成脂肪，有减肥和调整脂质代谢的功效。

大蒜：大蒜被称为"药用植物中的黄金"，它具有较为明显的降血脂和预防动脉硬化的作用，并能防止血栓形成。经常食用大蒜能够对心血管产生良好的保护作用。美国一项研究发现：坚持每天吃半颗蒜头，可帮助患者明显降低体内的胆固醇水平，而且还能降血压。不过，需要注意的是，大蒜具有一定刺激性，不能多吃，尤其是阴虚火旺的人或有目疾的患者，均应忌食大蒜。

茄子：前面提到，茄子皮内含有丰富的维生素P，能降低血脂和胆固醇。另外，维生素P还可以增加毛细血管的弹性，改善血液微循环，活血通络。另外，茄子中含有的大量皂草甙也能降低我们血液中的胆固醇。因此，茄子对于高血脂、高血压、动脉硬化的患者来说，都是理想的食物。

绿豆芽：绿豆能有效降低胆固醇，而在它发芽的过程中，其所含的维生素C可达到绿豆原含量的6~7倍之多。绿豆芽所含有的大量维生素C可促进人体胆固醇排泄，防止其在动脉内壁上沉积。另外，绿豆芽富含的膳食纤维能帮助我们清除体内垃圾，还能和食物中的胆固醇相结合，并将其转化为胆酸，排出体外，从而降低我们体内的胆固醇水平。还有，绿豆芽富含水分，可以解腻生津，是不可多得的减肥调脂明星菜。

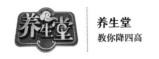

健康自修课

防治高血脂不能忽视的三件事

小心隐形脂肪

　　虽然有很多高血脂的人会尽量少吃肉，甚至不吃肉，但这不代表你的饮食中就没有油脂了。在饮食中，很多人都会不自觉地吃下隐形油脂。

　　首先，最主要的隐形油脂就是每个人都会吃的米饭、馒头这类的主食。这是因为这些主食里面一般都含有糖分。当饮食中摄入糖分时，通过唾液、胰腺和肠液的作用，糖分转化成葡萄糖，而这些葡萄糖被运送到肝脏，和脂肪细胞释放出来的游离脂肪酸合成，就被制造成新的甘油三酯。如果不控制主食的摄入量，那即便减少饮食中的显性油脂，人体血脂依然会居高不下。成年人每天应该摄入的糖分约为120g，据此测算，像米饭、馒头这类主食，男性一天不能超过400g，女性一天不能超过300g——这还是在你不摄入其他糖分的前提下。

　　其次，隐形油脂的来源是以荔枝为首的高糖水果，中国居民平衡膳食标准中男性每天水果的摄入量是300g，女性是200g，如果食用的是高糖水果，那就要适量的减少，比如男性吃250g，女性吃150g。

　　再次，隐形油脂的来源是"反式脂肪酸"，反式脂肪酸不仅能直接影响血脂，还会影响血管内皮细胞的功能，造成血管内皮细胞损伤，加大血栓的发病概率。如果一种食品标示使用了人工黄油（奶油）、转化脂肪、人造植物黄油（奶油）、人造脂肪、氢化油、氢化棕榈油、起酥油、植物酥油等，那么这种食品一般就含有反式脂肪酸。所以，粗粮饼干、薯片、沙琪玛、玉米油、起酥面包等食物里都含有反式脂肪酸。

要排油，吃的顺序有讲究

在日常饮食中，我们应该先吃一些能阻挡身体吸收油脂的食物，例如膳食纤维。海带、木耳、燕麦等都含有水溶性纤维素，因为它溶于水，在肠道内会成为含水分的物质，这就像给我们的肠道内穿了一层"海绵衣服"，这层海绵就会不断地吸收经过肠道的糖分、胆固醇和甘油三酯，使之不被肠道吸收，而被排出体外，这样就不会造成血脂堆积了。另外，充分吸收体内水分的膳食纤维会膨胀，很容易产生饱腹感，预防了饮食过量的问题。

因此，建议大家每餐先吃海带（每 100g 含膳食纤维 40g），海带既含有丰富的水溶性膳食纤维，也含有丰富的 EPA。为有效预防血脂异常，建议每天至少摄取 25g 水溶性膳食纤维，也就是 50g 左右的海带。

需要提醒大家的是，膳食纤维也有排出其他营养素的功能，所以也不能吃太多，最好按照每日 25g 的量来使用。

小心脂肪肝

脂肪肝和高血脂也是密不可分的。在高脂血症患者中，脂肪肝的发病率远高于普通人。同样，脂肪肝人群也常受到各类高脂血症的光顾，最常见的就是高甘油三酯血症。可以说，高血脂和脂肪肝经常"狼狈为奸"，这两种疾病形成一种恶性循环。治疗其中任意一种疾病时，千万不要忽视另一种疾病的影响。看到体检报告上血脂数值正常时，千万不要忽略脂肪肝相关数值的波动。

高血脂和脂肪肝有类似的致病因素，如高脂饮食、高糖饮食及酗酒等。因此，适当减轻体重就是规避脂肪肝、预防高血脂的必然选择。有人会觉得脂肪肝是肝脏部位的脂肪堆积，我们要减多少斤才能减到内脏里的脂肪呢？其实，只要你减掉 2kg 的体重，就能达到减缓脂肪肝的效果。但是，若减肥过快，急剧减肥还可能造成"低营养性脂肪肝"，这样就得不偿失了。

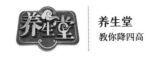
养生千金方

每个家庭都有的去油良方

高血脂与高脂饮食关系密切，尤其是肉类食物。肉并非不能吃，只是在食用之前，需要进行有效的去油。其实，每家每户都有"去油四宝"，分别是：刀工、烤网、绿茶、面包片。

第一是刀工。我们在做饭的时候都喜欢把肉切得厚一点，但实际上，如果切得薄一点的话，肉的受热面积就会增加，就会有更多油脂能在烹饪中被排除，也就减少了人体对多余油脂的摄取。

第二是烤网。烤肉的时候我们经常能看到油在往下滴，所以，用烤网烤过的肉会比用平底锅煎的肉减少 20% 的脂质。所以，我们在炖肉之前都可以先烤一下，让肉排排油。这样既美味，又减脂。但要注意烤制时间不要过长，否则会导致苯并芘增加，不利于健康。一般将肉烤制到 5~6 成熟，就可以进行其他加工了。

第三是绿茶。适量饮用绿茶可以防止血中脂质的氧化，降低血中的胆固醇含量。但这里的绿茶主要是给肉用的，绿茶中含有鞣酸，有去除脂质的作用，做饭的时候把肉放在筛子上，把加了绿茶的热水浇在肉上，冲刷的过程既能使肉更加干净卫生，也能去除肉上多余的油脂，相当于给肉"洗个澡"。

第四是面包片。我们做饭的时候难免会油炸、煎一些东西，我们可以把出锅后的食物用面包片沾一下，因为面包片有极强的吸油能力，可以尽量减少食物中的油脂。

孜然秋刀鱼

秋刀鱼中 DHA 和 EPA 含量高，胆固醇含量低，是降脂的最佳鱼类食物。在这里为大家推荐的是十分美味的孜然秋刀鱼。

材料：

秋刀鱼 600g，柠檬 2 片，橄榄油 1 汤匙，盐、孜然粉各适量。

制作方法：

①将秋刀鱼收拾干净，鱼身用斜刀划上几道刀口。将橄榄油、柠檬、盐、孜然粉备好。②用厨房纸吸干鱼身表面的水分，然后在鱼的里外抹盐，腌渍 5 分钟。煎锅中倒入 1 汤匙橄榄油。③摇动煎锅让油铺满煎锅，油烧热后把秋刀鱼放入。用中小火煎制秋刀鱼，煎至两面微黄。④撒入孜然粉。再煎至鱼身成金黄色即可，食用时滴少许柠檬汁。

需要提醒大家的是，上好的秋刀鱼形如弯刀，弧度美妙，其鱼嘴锋利，鳞片泛青，有极淡的腥味。如果鱼身涨大，色泽变暗，则多是即将变质或已经变质的秋刀鱼。

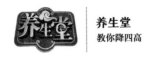
健脾祛湿降血脂，
小心"膏粱之病"！

对于高血脂，中西医各有独到见解。中医认为高血脂与脾湿密切相关，脾湿又与过食肥甘厚味脱不了干系。所以，调理高血脂的关键在于饮食：既要改变对"膏粱"之物的嗜爱，多多忌口，又要经常食用一些健脾祛湿的食物，这样才能渐渐改变痰湿体质，在健脾祛湿的同时健康降脂。

高血脂是"膏粱之病"？

一玲："最近网上有一首《中医谣》很火，我的小侄子都会唱上两句，有人称它为最美中医科普歌曲，我们先来听几句吧。"

阴阳五行明，脏腑经络精；

理法方药多变通，精髓在其中；

内经达温病，实践贯古今；

岐伯仲景各家功，仁和又精诚。

一个整体观，两个总纲领；

三因四诊五行断，六淫七情八纲辨；

未病须先防，既病乃防变；

千年中医寰宇显，保我炎黄子孙健。

一玲："今天我们请到了这首歌的词作者——中国中医科学院主任医师樊新荣。樊老师您好，这首歌您是在什么背景下创作的呢？"

樊新荣："这是我 2014 年编的一个传播中医文化的小歌谣，当时社会上对中医养生比较有热情，但也有不少人趁机浑水摸鱼，我就觉得中医科普宣传很关键，所以就把中医的一些基础知识浓缩到这首歌中。"

一玲："这首歌我一听就觉得亲切，您看这阴阳五行、脏腑经络都是中医养生经常要讲到的。不过我有一个问题，就是现在中老年人最关心的'三高''四高'，尤其高血脂，这方面中医的这些传统理论还有'用武之地'吗？"

樊新荣："中医传统经典上没有'高血脂'这个名称，但是早在《黄帝内经》里就有一个高脂学说，涉及如今高血脂的一些基本理论。它的原话是，五谷之津液和合而为膏者，内渗入于骨空，补益脑髓，而下流于阴股。"

BTV 北京卫视

"五谷之津液和合而为膏者，内渗于骨空，补益脑髓，而下流于阴股"。
——《灵枢·五癃津液别》

"凡治消瘅、仆击、偏枯痿厥、气满发逆，肥贵人，则高粱之疾也"
——《素问·通评虚实论》

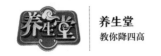
樊新荣："这里的'膏'其实就是脂肪、油脂、血脂的统称，这句话是说在正常生理情况下，五谷化生为津液，又转化为膏脂，然后又内化入血，作为滋养我们骨空、脑髓、下身的必需营养物质。"

一玲："那这么说这个膏脂还是个好东西啊？这和我们通常对血脂的理解好像不太一样。"

樊新荣："膏脂过剩自然就会成为身体的灾害，过剩的膏脂内游于血中，成为脂浊，就像《素问》里所说的，凡治消瘅、仆击、偏枯痿厥、气满发逆，肥贵人，则高粱之疾也。"

一玲："高粱之疾？血脂和高粱米有什么关系？"

樊新荣："这里的高粱不是咱们说的高粱米、高粱面，相反指的是那些肥美的食物。这句话是说，对于消瘅，也就是消渴病，近似于我们现在的糖尿病，还有突然的晕倒，或者半身不遂、身体虚弱、四肢发凉，气粗上逆等表现，通常都是由于过食肥美的食物，导致体质偏胖造成的。"

一玲："这是传统中医对高血脂病因的认识，油腻肥美的食物不宜多吃。"

樊新荣："是的，民以食为天，现在大家生活条件好了，人人都大鱼大肉享足了口福，而且出门就上车，回家也有电梯，渐渐都少动、懒动，这就是现在导致高血脂频发的一个主要原因。"

一玲："我记得大鱼大肉这些被中医称为肥甘厚味，对吧？"

樊新荣："是的。中医认为，膏粱厚味，足生大疔。膏指肥肉，粱指细粮。用肥肉和细粮来指代那些油腻、甜美的食物，而大疔则是让人很头痛的疮疡。这句话是说多吃肥甘厚腻的东西容易产生水湿痰浊，会影响整个人体的气血循环，容易引起气滞血瘀，不仅会导致血脂异常，严重的还会导致腐败肉烂。这种例子在门诊也是屡见不鲜。"

一玲："看来忌口这事老祖宗早就提醒过我们了，大家还是多注意一点吧。"

名医会诊

樊新荣 | 中国中医科学院主任医师，中华中医学会亚健康分会副主任委员

宋庆桥 | 中国中医科学院广安门医院心内科副主任、主任医师

中西医详解高血脂

脾湿 + 高血脂

中医认为，高血脂和脾湿关系密切。《素问·痹论》篇讲"饮食自倍，肠胃乃伤"就是说人要是过于享用口福，营养过剩，再加上动得又少，就会造成脾胃的运化功能受损，不能及时地进行消化、排泄，导致本来的营养变成污浊停滞，慢慢变为脂浊，也就是高血脂。

打比方说，我们身体里原本是有非常好的排水通道的，同时还有一个稳固的"水坝"在正常地工作，一旦我们暴饮暴食，超过这个"水坝"的蓄水能力，脂肪就会像洪水一样，给人体带来伤害。

脾湿常表现为体形肥胖，就是我们说的痰湿体质。具体症状包括：腹部肥满，常伴有胸和胃脘部位的闷堵感；身体感觉很重，不清爽，感觉没力气；呕恶痰涎，就是干呕，没有东西出来，却一直恶心；舌淡有齿痕，苔白腻；易患消渴、中风、胸痹等，对梅雨和湿重环境的适应力较差。

如果你有上述几种症状，就要注意自己是否有脾湿的问题了。

高血脂的"朋友圈"

看完中医对高血脂的解释，我们再来看看西医的见解，西医认为，胆固醇有好坏之分，坏的胆固醇就是低密度脂蛋白胆固醇。以低密度脂蛋白胆固醇为核心发展出的"朋友圈"可以说十分复杂。

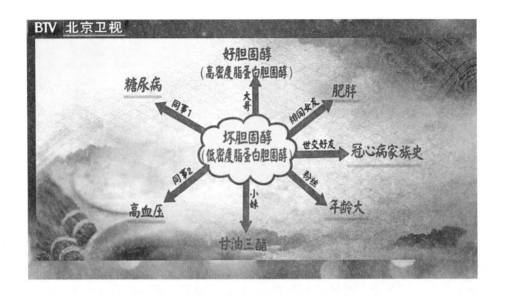

低密度脂蛋白胆固醇的"大哥"叫作高密度脂蛋白胆固醇，"小妹"叫作甘油三酯，这就是血脂家庭的基本构成。

其中"大哥"高密度脂蛋白胆固醇的颗粒密度比较高，不太容易在血管里沉积，形成动脉粥样硬化，甚至还能清除一部分低密度脂蛋白胆固醇，所以对血管来说它是个"好大哥"。甘油三酯作为它们的"小妹"，一般情况下跟饮食的关系比较密切，所以我们一般并不特别要求它保持稳定，因为吃了东西以后它就会有一些变化，但是当它高到一定程度，沉积的时间足够长时，也会对身体造成不良影响，一个小妹在家里真闹起来也是不得了的事。

而"二弟"低密度脂蛋白胆固醇有这么一个特性，它容易沉积、容易浸润、容易附着在血管内壁上，时间长了以后就会形成斑块，也就是我们平时说的动脉粥样硬化。它和"大哥"不太一样，它们就像河里的泥和沙一样，泥密度比较低，它容易沉积容易附着，而沙的密度比较高，不容易附着，而且沙在流动的过程当中还会对泥有一定的清除作用。所以，低密度脂蛋白胆固醇对于血管来说是个不利的因素，特别是它含量很高的情况下。

这还只是血脂家族的三个成员，除此之外，低密度脂蛋白胆固醇的同谋有糖尿病、高血压，这很好理解，低密度脂蛋白胆固醇是高血脂的基础，而糖尿病和高血压则是高血脂的"三高"同事。

低密度脂蛋白胆固醇的"绯闻女友"是肥胖，也就是说它们的关系是十分密切的，一旦不加遏制，就容易发生实质上的联系。

宋庆桥主任就曾经见过一个 20 多岁的胖胖的小伙子来看病，他有些头痛，量了一下血压发现偏高，就来医院求诊。后来宋庆桥主任给他做了一些基本的检查之后，发现他的情况还是比较严重的，他不光是血压高，血脂也高、血糖也高。年纪轻轻就"三高"在身，可以说是健康堪忧了。具体了解后宋庆桥主任发现，他是一个期货交易员，工作时都在电脑前，要精神很专注地进行交易。交易结束以后他还要进行复盘，所以时间排得满满的，很难有自己的时间进行运动。再加上他工作压力比较大，对他的身体代谢影响很大，平时也没有规律地体检，所以检查的时候一下就发现了这么一个很麻烦的情况。

其实，现在不管是老年人还是年轻人，都是能坐着就坐着，不愿意动，加上饮食不节制，所以普遍都有偏胖的问题。不过，需要注意的是，也有一些人并不胖，但也是高血脂的青睐者。宋庆桥主任见过一个老先生就是这样，看了很多医生，用了很多药。老先生自己形容说："我很委屈，把自己饿得跟个兔子似的，天天只吃素，肉都不敢吃，身体很瘦，但为什么还是血脂偏高呢？"后来一查，是基因变异的问题，普通的药确实不见效，后来针对性地换了治疗对策，才渐渐好转。

健康自修课

气出来的高血脂

五脏中除了脾湿会导致高血脂，肝不好也会有这种潜在风险。

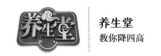
宋庆桥主任接诊过一个比较典型的患者，他来看病不是因为血脂，而是因为长期情绪不好，胸闷、气短、憋气。他以为这是心脏的问题，所以做了很多心脏方面的检查，但都没有问题。宋庆桥主任注意到他有血脂和血糖偏高的问题，结合他对自己情绪的描述，便给他开了一个方子。一周后他来复诊时胸闷好了很多，就连血脂血糖也下来了，他以为宋庆桥主任给他开的是降糖的方子，便想要来分享给其他"糖友"。结果宋庆桥主任说他开的方子要是给其他糖尿病患者使用，基本没有效果。原来，宋庆桥主任发现他的问题多是情绪抑郁导致肝气郁结造成的，所以他开的其实是疏肝气的方子。

中医《难经》五十六难讲到，肝之积，名曰肥气。肝积是肝气积聚，肥气就是肉满满的样子。人的情绪低落压抑，便容易造成气机失调，肥气郁结，慢慢发展为高血脂。

这种肝气郁结导致的高脂血症主要表现为性情抑郁，《红楼梦》里的林黛玉的表现就是一个典型：首先是动不动老叹气，人家讲个笑话都笑，她就是一点不笑。其次是胸闷，就是胸部感觉闷闷的，堵塞，不舒服；少腹、小肚子，两胁部都有肝经，都感觉胀痛；脘痞嗳气，也就是胃脘部感觉堵塞不疏，爱打嗝；泛酸苦水，呕恶纳减，也就是胃里老反酸，干呕，食量也跟着下降；舌淡苔暗，就是舌苔一看还有点薄或者略暗、略黄。

如果你符合上述症状，而且血脂偏高，可以尝试一下"疏肝降脂茶"。准备佛手1.5g、山楂0.5g、绞股蓝1g、甘草1.5g、陈皮1g、玫瑰花0.5g。沸水静置5分钟后再去泡这些药材，滤渣后代茶饮即可。

这六味药里，佛手和山楂是主药，其中佛手疏肝理气，山楂消食化积、活血行气，并辅助佛手发挥更好的疏肝理气作用。绞股蓝则是补气健脾、降脂降压的好手，同时可辅助佛手和山楂发挥疏肝理气、降脂的作用。陈皮能理气健脾，玫瑰花则能活血化瘀、疏肝。甘草补中益气、调和诸药，是用来调和以上五味药的。

首先需要注意的是，泡茶的水温度不要太高，沸水静置 3~5 分钟后再去泡，这样药物的有效成分不容易受破坏。其次，如果你感觉喝的过程中头稍微有一点晕，这个时候需要把茶稀释一下，再多加点水就可以了，这主要是因为这些药的活血作用。最后，如果喝此茶的目的是降脂，最好将其放在饭前饮用，因为脂肪的转化有一个过程，饭前主要消耗的是人体的脂肪；如果喝此茶是为了助消化，那就放在饭后饮用，因为刚吃了饭，需要促进胆汁的分泌和肝的疏泄功能。

养生千金方

管好嘴，健康降脂不求人

"饮食有节、起居有常、劳逸适度"是《黄帝内经》的核心养生之道。饮食方面，我们要注意饥饱适宜，五味调和，切忌偏嗜，尤其要控制肥甘厚味的摄入，以免脾胃受损，导致气血生化乏源，正气不足，抗病能力下降，"三高"频发。在起居方面，则要顺应四时规律，根据气候的变化来安排作息时间，并做到规律起居，如定时睡觉、定时起床、定时工作学习等，使身体一直处在平和、协调的状态，避免因熬夜、作息不规律而出现身体衰弱、虚胖。在劳逸方面，我们既要注意定时进行锻炼，也要注意体力劳动与脑力劳动要相交替，劳作与休息要相结合，做到量力而行，劳逸适度。

三分饥和寒，一生保平安

以前人们生活水平比较低，所以人们经常有"饱餐一顿"的愿望。现在，饿肚子的情况已不多见，人们可以"顿顿饱餐"。于是，一些人每日三餐都吃得很多、吃得很饱，结果导致一些疾病的产生，有的甚至威胁到生命。其实，早在几千年前，中医就提出了"饮食自倍，肠胃乃伤"的观点，告诫人

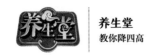

们要"饮食有节"。梁代医学家陶弘景在《养生延年录》中也曾指出："所食愈少，心愈开，年愈寿；所食愈多，心愈塞，年愈损焉。"而李时珍的《本草纲目》也继承了这些思想，推崇"食到七分为止"的观点。由此可见，古人们很早就发现了长期饮食过量的危害，只可惜我们现代人在饮食问题上却仍然一错再错。

当我们坐在餐桌旁边，不顾自己身体的强烈抗议，而依凭自己的食欲，无节制地暴饮暴食，致使胃黏膜、肝脏、胰腺等消化器官大量分泌消化液，长此以往，会深深加重这些器官的负担，降低这些器官的功能，最终会导致各种疾病的产生。

过量饮食不仅会使血液大量流向胃部，导致供给大脑的血液减少，造成脑功能的衰退，还会加重大脑中控制消化吸收的神经的负担，使其经常处于兴奋状态，这就必然造成大脑内负责语言、记忆、思维等智力活动的区域经常处于抑制状态。由此可见，长期饱食会导致大脑的"早衰"，影响智力的发育。

长期过量饮食还会导致营养过剩，如果平时运动不足，就会造成大量的脂肪和垃圾在体内堆积，这也是导致高血脂、高血压、糖尿病等疾病的重要诱因。

俗话说："要想一生保平安，常有三分饥和寒。"这就要求我们在平时的饮食中保持七分饱，在进食的时候应该像"羊吃草"一样，饿了就吃点，但每次都不多吃，使胃肠总保持在不饥不饱的状态，才能既为身体补充足够营养，又不至于加重脏器的消化负担，从而轻松健康地乐活无忧。

要想活到老，不能吃太"好"

现代人似乎动不动就爱生病，高血压、高血脂、糖尿病、尿毒症，等等，都成了很常见的疾病，而这些病在古代都是很少见的。古人有"力拔山兮气盖世"的气魄，现代人却多是文文弱弱的，即使看上去很壮，身体内部也是虚的，根本没有那么大的力气，这是怎么回事呢？是现代人的体质不如过去好了吗？可是现在的生活水平明明提高了很多，人们吃得也好了，为什么还动不动就生病呢？其实，关于这个问题，很大一部分原因恰恰就在于生活水平的提高。

生活水平的提高，首先体现在吃的方面，以前的人们多半吃的是粗粮，如红薯、高粱、玉米等，并没有经过精细的加工，能糊口就行了。而现在呢？我们的食物多半是经过深加工的精致食品，细米白面、鸡鸭鱼肉、松软的糕点……这些食物吃起来当然要比粗粮可口得多，但这也正是导致很多现代人虚胖无力、体质下降的重要因素。

媒体上曾报道过这样一个案例：在我国南方一个相当富裕的村子里，一段时间内有不少婴儿出现了抽风、昏迷和心力衰竭的症状，甚至死亡，这引起了有关部门的重视，展开了调查。结果发现：原来这个地方的人吃大米要反复碾三遍，这样得到的大米色白纯净，口感很好，大家以为这样的大米才是真正的好米。殊不知，这种加工方法却使存在于米中的维生素 B_1 大大减少。母亲经常吃这种米，引起维生素 B_1 的缺乏，并且殃及婴儿！这些婴儿的病就是由这精细的大米引起的。

在人体的生命活动过程中，需要的营养成分是多种多样的，其中许多营养成分就存在于没有经过精细加工的粗粮当中，如 B 族维生素、维生素 C 和各种微量元素等。而在精细加工的过程中，这些营养成分被破坏了，导致人们失去了饮食中的营养平衡。所以说，要想健康就不能吃得太"好"，饮食不挑不偏，不要过于精细，注意粗细搭配，这样才能保持营养均衡，很多"富贵病"就在这样简单的吃吃喝喝中避免了。

健脾降脂面，降脂又瘦身

2014 年春节后，樊新荣老师在门诊的时候接诊了一个轻度高脂血症的

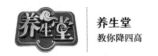
患者，姓刘，65 岁左右，体型有点偏胖。他属于比较直爽的人，一来就说，看你的简介说是搞亚健康的专家，你也别给我开药了，你看怎么能把我这个问题解决掉就行。樊新荣老师见他的症状是头稍微有点晕，大便偏黏，血脂轻度偏高，便知道是脾湿高血脂的问题。一听口音知道他是陕西人，陕西人都爱吃面，所以樊新荣老师设计了一款健脾祛湿降脂的"健脾降脂面"给他。他吃了 3 个月，不但血脂完全恢复正常，腰也瘦了一圈。

这款面条的具体做法如下：准备黄豆、山药、决明子、小麦粉适量，其中黄豆、山药、决明子按照 3 ：2 ：1 的比例，面粉则是这三者合起来总量的两倍左右。先把黄豆、山药、决明子混合，在豆浆机里打汁。把打好的汁用来和面，面条的做法和我们平常做面条一样，然后配相应的卤汁就可以了。

需要注意的是，和面的汁如果有剩余，就加适量的水作为面汤来下面条，吃面喝汤，这样效果最佳。

这款面条的几个食材都有讲究：黄豆按照中医说法是健脾宽中的；山药则能够益肾气、健脾胃，同时它能够清除心血管中的脂肪沉淀，改善血液循环；决明子清肝明目、降脂降压，还能够改善代谢紊乱，这三者结合，就达到了健脾、祛湿、降脂的目的。配面条的卤汁中可以放些木耳、胡萝卜、大蒜片、姜末、蘑菇等，这些都是很好的降脂食材。另外着重推荐的是豆芽，绿豆芽能够通经脉、解百毒、调五脏，还能利湿热，是最适合春季清明前后食用的。

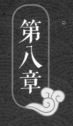

第八章

"四高"来袭，
你有这个问题吗？

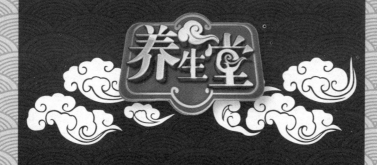

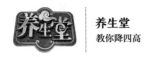

吃得太好？
小心"第四高"！

大家对"三高"耳熟能详，但随着人们生活水平的提高和身体锻炼的减少，越来越多的新疾病不断出现，所以我们不得不再加"一高"：高尿酸血症。高尿酸血症是与高血压、高血脂、高血糖等密切相关的代谢性疾病，被我们称为"第四高"。近年来，高尿酸血症的发病率呈明显上升趋势。而且，高尿酸血症患者往往合并有其他"三高"，因此它的出现通常预示着身体健康出了大问题，我们要提高警惕。

健康候诊室

每逢佳节得"四高"？

刘婧："快过年了，今天为大家准备了两样东西，一种是好吃的，一种是好看的。好吃的就是大鱼大肉、腰果花生，还有各种水果。好看的就要让大家来猜一猜了。"

观众："这是烟火吗？还是万花筒？"

刘婧："都不是，它看起来很美，但其实是从我们身体里取出来的，请北京协和医院普通内科主任曾学军来为我们讲解一下。曾主任，这些五颜六色的东西到底是什么呢？"

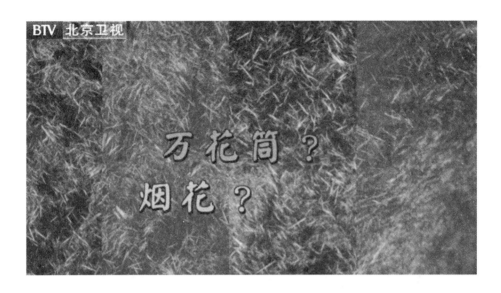

曾学军："那些丰富的食物被我们吃下去之后，会在我们体内进行代谢，代谢之后就会有一种物质产生。这种物质每个人都有，但有的人因为不控制饮食，这种物质便越积越多，慢慢就析出来，沉积在人体的某些部位。如果我们用穿刺的方式将其取出，放在显微镜下看，它就是这个样子。这张照片拍的就是我的一个患者被穿刺后取出的样本。"

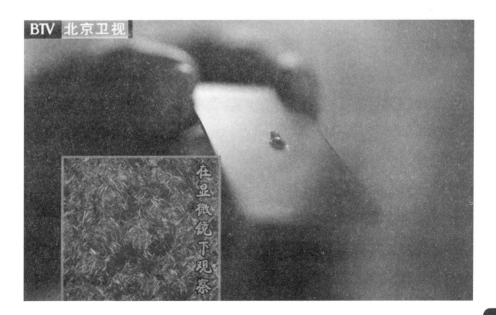

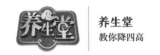

刘婧："这东西在显微镜下挺好看，但取出来看真有点吓人。既然它是我们代谢的产物，那其实就是一种废物吧？"

曾学军："如果积累多了，废物也会成为毒物。像这个患者，她其实只有 20 岁，但上中专时就有关节痛的毛病，尤其是喝酒之后，疼得难以忍受。起初她以为自己是哪里受伤了，后来发作的次数多了，她才意识到问题的严重性，跑来看病。"

刘婧："这是不是我们常说的痛风啊？这个痛起来可堪比分娩，让人坐立难安。"

曾学军："是的，不少患者都说，痛起来的时候就想把疼痛的部位去掉，真是痛得难以忍受。而且这种疼痛有时还会持续 24 小时以上，很折磨人。"

刘婧："既然是痛风，那这个神秘的代谢产物应该就是尿酸了吧。"

曾学军："是的，尿酸高了以后，就会析出，在人体各个部位累积。关节里本身是很干净的，液体也较少，方便活动，但是当尿酸结晶在关节里累积后，就会引起关节的炎症，造成其红、肿、热、痛。"

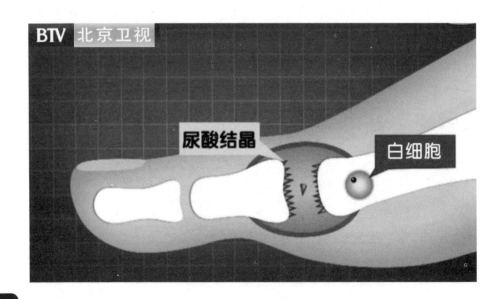

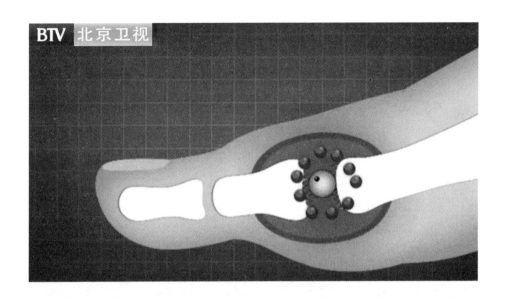

刘婧："痛风是一种伴随性的疾病吧？是不是得了一次之后一辈子都不会好？"

曾学军："也不是，如果导致痛风的病根没有去除，那它自然一直都不会好，但可以用药控制；如果是因为生活习惯导致的痛风，把不良生活习惯改一改，痛风还是有机会缓解，甚至痊愈的。"

名医会诊

曾学军 ｜ 北京协和医院普通内科主任、主任医师，博士研究生导师

高尿酸血症的起因与治疗对策

高尿酸血症的自然病程

虽然大家都把高尿酸和痛风绑在一起说，但事实上只有10%~20%的高尿酸血症会导致痛风，多数高尿酸血症患者的临床表现为急性关节炎。

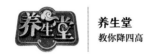

高尿酸血症初期是没有症状的，只有去体检时才会发现尿酸偏高，这也是最难预防的，因为患者不去医院检查根本不知道自己有什么问题。尿酸长期偏高不进行调理，累积到一定程度后患者便会突然发作，突如其来的疼痛，难以忍受，但过段时间，身体清除出一部分尿酸后，患者也就没什么感觉了。但此时身体已然发生根本变化，这时患者进入的就是间歇期，这段时间内很多患者还是不注意控制，尿酸还是持续升高。最后，患者就进入高尿酸血症的慢性期了，也就是每隔一段时间就会急性发作一次，反反复复地受折磨。

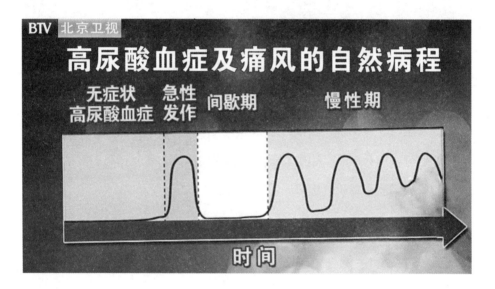

这就是高尿酸血症的整个自然病程，此时最明显的警示信号就是突然的疼痛，通常是急性痛风性关节炎的发作，发作时关节会出现红肿、疼痛、僵硬和发热等症状，有的还会伴随麻木、酸胀。很多患者误以为这是偶然受凉、受伤造成的，因此没有去医院进行相关检查，错过了最好的调理时期。

高尿酸血症，病从口入

我们以前学医的时候听过一种说法，说痛风是一种"太监不会得，皇帝会得"的病，意思是只有像皇帝那样吃才容易得痛风。所以，20世纪八九十年代很少见到痛风案例，而现在这种患者越来越多，因为大家都吃得越来越"好"了。有时甚至连一些医生自己都控制不住，我有一个同事就是，去南方工作了一年，常吃海鲜、喝啤酒，体重渐渐增加了一些。然后过年一回来又是整天各种饭局，突然就痛得不能动了，那天他在楼道里遇到我，跟我说起他的痛状，我就判断他是患痛风了，结果去医院一查，果然是。

还有一位张大爷，退休后常喜欢与几个老朋友凑一起在外面吃饭。这天大家凑在一起吃火锅，涮羊肉、牛肉、豆苗啊，吃吃喝喝，席间好不热闹。吃得正高兴的时候，张大爷突然觉得自己脚趾特别痛，都没法走路了，周围熟悉的人一看就知道他这是痛风了，让张大爷赶紧去医院检查。他查了肾功能的三项指标：尿素氮、肌酐、尿酸，结果显示尿素氮和肌酐是正常的，唯独血尿酸很高，已经超过了 $620\mu mol/L$，要知道，血尿酸的正常水平是不超过 $420\mu mol/L$ 的。

高尿酸正是痛风的罪魁祸首，而80%的尿酸是由我们身体的细胞代谢产生，剩下20%才是外源性的。正常情况下，我们体内的尿酸大约有1200mg，每天新生成约600mg，同时也排泄掉约600mg，处于动态平衡之中。但如果体内产生了过多的尿酸，来不及排泄，或者尿酸排泄机制退化，则体内的尿酸就会滞留过多，当血液尿酸浓度大于 $420\mu mol/L$，就将导致人体体液变酸，影响人体细胞的正常功能，长期置之不理，就容易引发痛风。

高尿酸的危害不仅仅局限在痛风上，尿酸就像盐一样，微溶于水，易结成晶体，就是我们所说的析出来，它析到关节里就导致了关节疾病，析到皮下就导致了结节的出现。另外，尿酸的排泄主要通过肾脏，如果尿酸析出过多，肾脏负担就会增加，久而久之就会导致肾结石，有时甚至会发展成肾衰

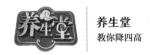

竭。最近几年的研究发现：尿酸偏高还和糖尿病、高血压、心脑血管疾病有着千丝万缕的关系，可以说是牵一发而动全身。

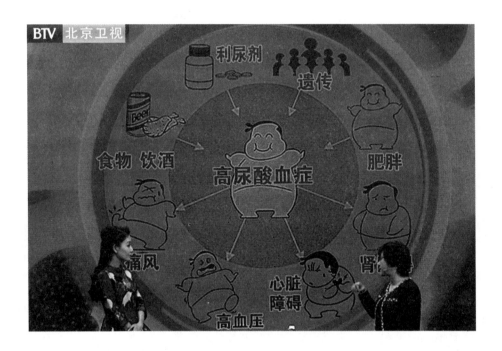

需要注意的是，肾负责我们体内 70% 的尿酸排泄，如果肾脏有慢性病，或者体内一些相关的酶不足，都容易导致尿酸排泄不畅。不过目前医学研究还无法准确定位是肾的哪一部分出了问题导致的尿酸排泄不畅，因此我们需要控制外源性的摄入，避免暴饮暴食。

其实，在引发高尿酸的诸多因素中，控制饮食是最容易实现的一个。而还有一些是我们无法控制的，比如遗传因素导致一些酶的功能缺失，或者是因为肿瘤化疗导致组织代谢增加，又或者是心血管疾病需要使用利尿剂，影响了肾脏的排泄功能，等等。

少吃点嘌呤，小心肾损伤

要想通过控制饮食来限制高尿酸的产生，最重要的一点就是坚持低嘌呤饮食。

尿酸其实是嘌呤代谢的最终产物，嘌呤进入体内后，经过肝脏代谢，最终转化成尿酸。尿酸要经肾脏排泄，当血液中的尿酸浓度过高时，尿酸即会以尿酸盐结晶的形式沉积在肾脏中，导致肾结石或是直接引起肾小管的炎症反应，严重影响到了肾脏的功能，最终可能会出现肾衰竭。

有些人本身对由嘌呤转化的尿酸排泄有障碍，还有人是有慢性肾脏病的，这两类人若是经常食用富含嘌呤的食物，体内的尿酸就会越积越多，最终形成尿酸结石。一般的肾脏结石是大块的，会引起尿道的痉挛疼痛，但嘌呤引起的尿酸结石是微结晶，它不是堵在尿道，而是堵在肾里面很细的肾小管里。这种阻塞会引起肾小管炎症，严重的就会出现肾衰竭。

另外，尿酸结石与草酸钙结石是不一样的。草酸钙的密度很高，跟骨骼的密度差不多，而尿酸形成的结石密度低，因此普通拍片一般看不出来，必须做造影检查才能查出。

为了避免尿酸结石的形成，我们有必要认识一下嘌呤含量高的食物，也就是高嘌呤食物。这类食物有以牡蛎、白带鱼为代表的海鲜，还有一些肉类的代表，如动物内脏、猪肉、羊肉、鸡肉等。高嘌呤的食物我们尽量要少吃，尤其是海鲜和内脏，啤酒也要少喝。

如果有些素菜一定要吃，那在吃之前也要进行焯水这道工序，因为嘌呤易溶于水，焯水后再烹饪就会好很多。另外，火锅汤料里的肉汁含有的嘌呤就更高了，原则上，痛风、高尿酸血症患者不能喝火锅浓汤，尤其是用动物的内脏熬制的浓汤，像动物的肝脏、大肠等。很多人平时喜欢吃的卤煮就属于这种，所以建议大家平时少吃卤煮。如果在不知道自己肾功能情况如何的情况下经常吃这个，是会出大问题的。至于本身就患有痛风或是肾病的人，就真的要对此忌口了。

不只是肉汁肉汤，即便是素的火锅汤也应尽量少喝。为了养生，现在很

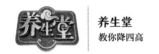
流行喝菌汤，而且在吃火锅的时候，中间有一个专门熬汤的地方，里面放的就是各种菌类（香菇、金针菇、木耳等）。然而，菌汤里嘌呤的含量是很高的。需要注意的是，这些高嘌呤食物并不是只有做汤才易伤肾，它们炒着吃或是涮着吃也会伤肾。但相对来说，以汤的形式吃对肾的伤害最大，因为在熬制的过程中，嘌呤浓度会越来越高。

健康自修课

预防"第四高"的饮食攻略

很多人只关注传统"三高"，却忽视了"第四高"：高尿酸血症。因为高尿酸血症的饮食特点和传统"三高"有所区别。对有罹患高尿酸血症风险的人来说，饮食上应遵循以下几点。

1.保证饮水量，正常每日应该喝水 2000ml 以上，有特殊情况的还需要加到 3000ml。这是因为尿酸溶于水，且通过肾脏排泄，多喝水有利于尿酸的排出。我们可以用利尿的降酸茶和薏米粥来降尿酸，同时少喝热性的饮料。需要注意的是，不少高尿酸血症患者合并有一些慢性心肾疾病，这些疾病会影响人体对水液的正常排泄，因此饮水量要听相关专科医生的专业建议，不可盲目饮水，否则会加重心肾疾病。

2.少吃盐。按照《中国居民膳食指南》，普通成年人一天食盐量（包括酱油和其他食物中含有的食盐）建议不超过 6g。而对于有高尿酸血症风险的人来说，这个数值就要再严格一些：每天的摄盐量应该限制在 2~5g 克。不少人对盐的多少没有概念，这里给大家推荐一种便宜又实用的工具：限盐勺。常见的 2g 的限盐勺一勺下去正好是 2g（一勺指的是平舀一勺，隆起的部分要去掉），除了 2g 的限盐勺，市面上还有 1g、3g 等不同规格的限盐勺，大家可以按照自己的烹饪习惯和身体特点来选择。

3. 禁食动物内脏、鱼子、牡蛎、小虾皮、淡菜、肉糜、蟹、鱼、肉汤、鸡汤、豌豆、扁豆、蘑菇等食物，还应少食各种辛烈的调味品及能增强神经兴奋的食物，如酒、浓茶、咖啡、辣味制品等。其中酒又分为啤酒、白酒和红酒：啤酒前面提到过，是肯定不能喝的；白酒根据酒精浓度的不同有所区分，但整体上还是不建议喝；至于红酒，偶尔喝少量有助于血管软化，但喝多了依然有可能引发痛风，因此适量是关键。

4. 烹调方法上要多用烩、煮、熬、蒸、汆等方法，少用煎、炸方法，让食物尽量易被消化。

5. 少吃肉，但又不能完全不吃，因为动物脂肪和动物蛋白中含有的蛋白质是其他食物所不可代替的，也是我们人体所必需的，但量要控制。蛋白质可根据体重，按照比例来摄取，1kg体重应摄取 0.8~1g 的蛋白质，并以牛奶、鸡蛋为主。牛奶被认为是无嘌呤的优质蛋白，所以对于高尿酸痛风患者而言，是非常好的蛋白质补充源。另外，研究还表明：牛奶中的酪蛋白和乳清蛋白可有效增加尿酸的排泄。但需要注意的是，牛奶的种类有很多，不是每一种都具有上面的功效。专家建议大家最好选择脱脂奶或低脂奶，而且注意是普通牛奶，而不是酸牛奶，因为酸牛奶的脂肪含量比较高，发酵菌也很多，不适合高尿酸痛风患者食用。如果是瘦肉、鸡鸭肉等，应煮沸后去汤食用，避免吃炖肉或卤肉。

6. 海鲜和动物内脏以及火锅是要严格禁忌的。河鲜可以少吃，但吃后要记得多喝水。

7. 吃对水果。水果是养生饮食里绕不开的一环，但高尿酸痛风患者怎么吃水果有讲究，其核心原则就是：忌吃果糖含量高的水果，尽量吃果糖含量少的水果。

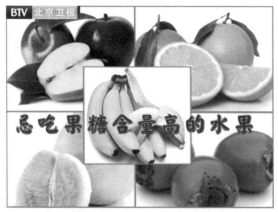

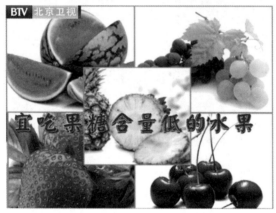

高果糖水果主要有苹果、梨、橙子、香蕉、柚子、柿子、芒果等；低果糖水果则主要包括西瓜、葡萄、草莓、凤梨、樱桃等。当然也不是低果糖水果就可以随便吃，任何食物都应适量。

8. 尽量保持理想体重，超重或肥胖就应该减轻体重。不过，减轻体重应循序渐进，否则容易导致酮症或痛风急性发作。因此，我们要"吃动结合"，适当进行有氧运动，但不要做剧烈运动，以免关节过劳。最好选择慢走、游泳、太极拳、乒乓球之类的有氧运动。同时，还要注意劳逸结合，保证睡眠，千万不要熬夜。

最后，大家需要注意的是关于主食的选择，之前大家吃惯了粗粮，细粮出现后便都去吃细粮了，等到大家身体问题愈发突出后，听说粗粮健康，便又一窝蜂都去吃粗粮了。其实，这两者都要不得。

粗粮是一个很广泛的概念，那些没经过精细加工的粮食，也算作粗粮之列；而水稻、小麦以及那些精加工后的粮食作物都被看成细粮。

从养生的角度说，粗粮含有丰富的不可溶性纤维素，有利于保障我们的消化系统正常运转。同时，它与可溶性纤维协同工作时，可降低血液中低密度脂蛋白胆固醇和甘油三酯的浓度；它也可增加食物在胃里的停留时间，延迟饭后葡萄糖吸收的速度，在一定程度上能降低罹患高血压、糖尿病、肥胖和心脑血管疾病的风险。另外，医学研究还表明：丰富的纤维素有助于预防胃癌、肠癌、乳腺癌、溃疡性肠炎等多种疾病。

但有一种说法是：粗粮中的嘌呤含量高于细粮，例如玉米、高粱、黑面粉、芥麦、燕麦、糙米中的嘌呤含量就高于细粮，长期过多摄入，既影响胃肠道的消化和吸收，也会引起体内嘌呤代谢异常，有可能引起高尿酸血症或痛风。另外，老年人的消化功能减退，消化大量的食物纤维会对胃肠造成很大的负担。

因此，坚持"粗细搭配"才是最健康的饮食之道，而不是"只吃粗粮"。比如，可以食用由"玉米面加大麦面"组成的二合面、"玉米面加大麦面加荞麦面"组成的三合面制成的馒头或面条。大家也可以根据医生建议和个人喜好，在一天三餐中将粗细粮分开安排，1~2 餐的粗粮或 1~2 餐的细粮。这样既能摄入较多的膳食纤维、维生素和无机盐等营养素，又可以改善餐后血糖，同时还不会造成嘌呤过多的情况。

养生千金方

高酱汁烧魔芋，降嘌呤、益健康

前面已经提过魔芋的好处，它是世界卫生组织推荐的十大保健食物之一，

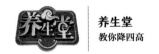

不仅低脂低热量，高膳食纤维，而且嘌呤含量也极低，是"四高"人群的好食物。不过有生活经验的人都知道，魔芋在烹饪时不容易入味，今天就教大家一道美味又健康的酱香浓郁的烧魔芋。

制作方法：

首先，准备魔芋1块，可将魔芋放入冰箱冷冻，因为冷冻后的魔芋会变成蜂窝状，易入味。弄好后将魔芋切成小块备用。然后，调1碗汁。在碗中放入1勺黄豆酱、半勺蚝油、1勺料酒、半勺酱油、适量盐和糖，加入清水搅拌均匀即可。在锅内倒少许油，将魔芋下锅煎制，待魔芋表面被煎得酥脆，捞出备用。锅中放入少许肉末、姜蒜煸香后，放入煎好的魔芋，再倒入一碗先前调的汁，烧制出锅即可。

因为魔芋的饱腹感比较强，嘌呤含量又低，所以很适合血糖高、尿酸高的人群食用。